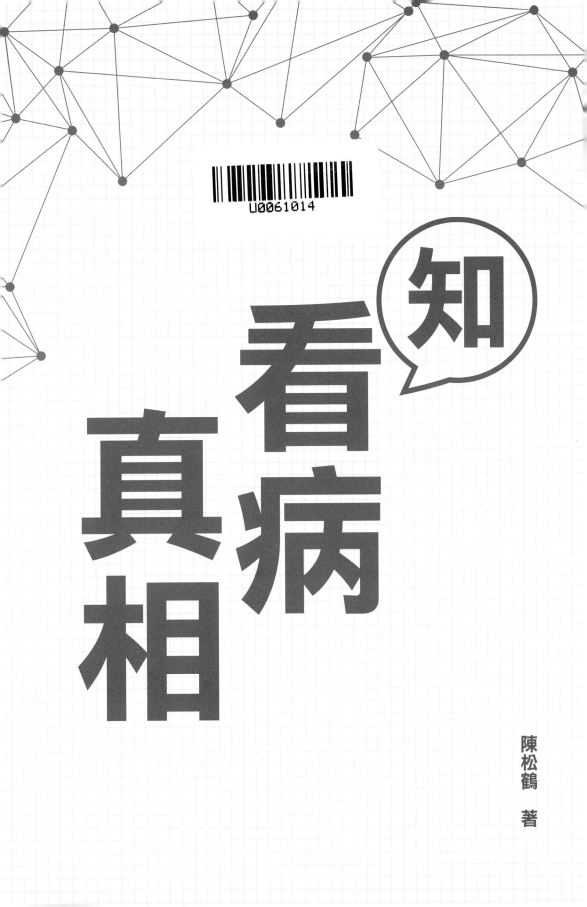

U0061014

知

看病

真相

陳松鶴 著

☞「真健康百課系列」全書簡要

　　大眾面對養生益壽，遇到生病看病，聽聞靈和靈魂，好像走入迷宮暗室。

　　本系列從生命的高度，在大眾的位置，用有趣的內容，分為多冊解讀人體、益壽和看病等真相。進而由多個視角探討生命的真諦和真正的健康。

　　作為一位臨床醫學博士，著者在美國、中國和香港有從事一線醫學工作50年的資歷、學識和見聞。

　　本系列與大眾分享如何善用一己之力惜護生命，包括平時養護生命，以及病時保護生命。期待讀者在提升有用的醫學知識和有效的抗病能力後，能夠理智應對各疾病，成功維護自身真健康。

☞《知看病真相》本冊簡要

　　疾病為健康大敵，看病讓人煩難，美國、香港、中國內地無一例外。怎樣順暢看病？靠錢嗎？改變看病路上逆來順受，必須有所作為！

　　新型冠狀病毒突襲人類，真相到底如何？本冊在懂醫——識病——看病主旨下，與大眾分享即時資訊：重新認識病毒、感染最新進展、大眾防控攻略、自我應對以及未來疫情預估……。

　　懂醫是看病之起步。為你解讀懂醫之法：懂得醫學的生命意義，懂得醫療的科學實質，懂得醫生的本來面目。

　　診病如破案，先發現疑點（症狀），再尋找線索（體徵），後查實證據（化驗和檢查）。為你解讀識病之術：在發病和查病各環節，嘗試並學會自辨病症，自查病徵，理解化驗和檢查等病證。以新型冠狀病毒發病為例，讓讀者弄清識病看病之路。

　　懂醫識病，除煩排難，搭上看病的順風車，一路前進，獲取優質的醫療服務。在抗擊新型冠狀病毒中保護自己，健健康康！

☙ 香港保健協會
（The Hong Kong Association for Health Care）

香港保健協會於 1989 年由周文軒太平紳士創立，並經香港特別行政區政府註冊為非牟利機構。現任會長兼董事會主席為周忠繼太平紳士。董事為周薇青女士等。

香港保健協會面向香港和內地，從事醫學健康方面的公益事業，普及醫學保健知識，服務於大眾、病患和長者，推動香港與內地之間的醫學和健康的交流。為了表彰協會長期來的工作和貢獻，中國人民代表大會副委員長兼中國紅十字會會長陳竺最近授予協會「中國紅十字奉獻獎章」。

香港保健協會網站（http://www.healthcarehk.org）從 2011 年起，由香港保健協會在香港主辦。雜誌紙質版停辦之後，網站在形式和內容上做了更新、改進和擴充。協會與內地和香港部分知名醫學科普雜誌及醫學院、醫院合作，特邀臨床各科醫生及專家、名家（包括部分中國科學院院士和中國工程院院士）執筆撰稿。開闢《專家說病》、《醫學進展》、《醫護信箱》、《中草藥園》、《防病益壽》、《醫院檢索》、《協會記事》等多個專欄。

香港保健協會和網站以醫學、服務和聯絡為工作重點。

醫學：以醫學新思路、診斷新技術、治療新方法為主線，提供原汁原味又通俗易懂的醫學健康資訊，旨在提升大眾的醫療知識和健康素養，增強識病、懂病、看病的能力。

服務：以公益為目標，推動慈善、助貧、義診、諮詢、講課等活動，以有限的人力和資金，為廣大民眾和會員服務。

聯絡：推進香港與內地之間在醫療上的互動和交流，介紹和推廣健康和醫療的新方法、新技術。逐步建立醫生和醫院的聯絡。

香港保健協會位於香港九龍尖沙咀加連威老道 2-6 號 12 樓，電話：2368 3022

目錄

序一

　　陳松鶴教授是我熟識的原上海醫科大學老一輩的臨床醫學家，長期在國內外從事醫療工作。他以自己豐富的閱歷和全新的健康理念，融合了多方面的醫學基礎知識和多方位的醫療實用方法，撰寫了「真健康百課系列」，分幾冊出版。在解讀人體組成、保健益壽、生病看病等真相的過程中，他使讀者大眾對於惜命、養命、保命的認識煥然一新，更上一層。

　　健康是生命的依託和保證，健康是人類最寶貴的財富。提升健康素養和提倡自我維護是增進國民健康的有效途徑，也是我國健康戰略的重要任務。看病過程其實是醫者與患者之間實現的溝通、互動和心力的融合。這一切取決於醫、患之間在知識上的接軌和交往中的理解。醫、患雙方都相向而行，解決看病難和醫患矛盾便增加了重要的推力。

　　作為一名長時期在國內外行醫並經驗豐富的醫生，陳松鶴教授以科普形式向大眾和病人傳授基本醫學知識，提升大眾的健康素養及懂病、抗病、看病的能力，很有意義和價值，應當讚許和弘揚。

　　我向讀者推薦「真健康百課系列」各冊，書中為廣大讀者管理健康、看病就醫指點了方向，謀劃了攻略和提供了方法。相信廣大讀者能夠在惜命、養命、保命中，通過日常學習，適時解決養生和看病中諸多麻煩，在生命大道上活出精彩！

上海中醫藥大學校長
上海市中醫藥研究院院長
上海醫學會會長

徐建光

序二

　　陳松鶴教授曾經是我院大內科、血液實驗室、生物治療研究室的負責人。半個世紀以來，在中國、美國從事醫療臨床和研究工作，身體力行，博學多識，救治了無數病人。近年來他又投入醫學知識的大眾傳播及公益事業，致力於通過科學普及，讓醫學歸於大眾，讓醫學知識成為自我保健、促進健康、提升抗病能力的良方。

　　真健康百課系列一書以人體真相、益壽真相和看病真相分別作為主題，從身體到心靈，從健康到疾病，從養生到益壽，從懂病到看病，涉及到基礎和臨床許許多多醫學學科。作者從大眾的需求出發，融入自己豐富的臨床經驗、多方位的醫學知識和全新的健康視角，又予以通俗化及趣味化，使醫生的教科書變成大眾易讀易學的健康和醫學科普讀物。有利於提升讀者惜護生命、養護生命、保護生命的能力。

　　本系列介紹的健康、養生、醫療的基本知識，提出的看法、思路和見解，容易讀懂但內涵深刻，對病者有功效，對醫者同樣有啟示。醫生也應當盡心盡力成為大眾和病人在抗病中的戰友，也應當明白醫生和患者在知識上的接軌，在心靈間的溝通，在看病中的合力，至關重要，意義深遠。

　　陳松鶴老師是我的醫學前輩，早聞他治學嚴謹，兢兢業業，待病人如親人，善於使用深入淺出的醫學知識與病人溝通、交流，是我和年輕醫生的楷模，從他所作的書中就閃現出上述影子。可以相信，不管是健康的民眾，還是病人或其家人，以及年輕醫生，閱讀此書，一定能從中收穫頗豐。

復旦大學附屬中山醫院院長
中國科學院院士

序三

　　陳松鶴醫生是一位學習、工作於上海、美國和香港的醫學專家，從事臨床醫療、醫學研究和醫學傳播有長達 50 年的經歷。他為廣大讀者奉獻上以「真健康」為主題的這套醫學常識著作，是以醫生的身份，立足於大眾的認知視角，將醫學知識予以通俗化、大眾化，深入淺出地為廣大讀者解讀人體、益壽、看病的真相。

　　《黃帝內經》提出「上醫治未病，中醫治欲病，下醫治已病」。陳醫生憑藉自己豐富的臨床經驗，多方位的醫學知識和全新的健康觀念，幫助讀者提高對於惜護生命、養護生命、保護生命的認識，以及提升懂病、抗病、看病的能力。一位長期「治已病」的醫生，又擔負起「治未病」和「治欲病」的責任，使我們既看到「上醫」注重通過預防疾病來維護人民健康的重要性；也深感當今老一輩醫生身負的使命和仁心的可貴。

　　本系列著眼於提升廣大民眾自我維護健康和自覺防控疾病的能力，立足於讓廣大讀者認識人體和疾病，理解醫療和醫生。要提高醫療品質，要解決目前看病中的難題，用科普的形式增強讀者對醫學基本知識的瞭解，提升人民健康素養，包括看病、抗病能力，無疑是其中重要的一環，十分必要。

　　本系列介紹的醫學基本知識，提出的看法和思路，易讀易懂且內涵深刻，對大眾和病者十分有益，特向大家推薦。希望本系列能為廣大讀者自我維護健康，及時找到疾病中的疑團，有信心向著健康長壽邁進。

香港註冊中醫學會永遠會長
《香港中醫雜誌》主編

陳抗生

❀ 序四

　　認識陳醫生，並與他共事很多年了。他在美國和內地從事醫療已有數十年。他學識廣博，又熱中於公益，長期為香港保健協會、香港保健雜誌和醫學網站費心出力。陳醫生經常為病人、為民眾、為公司的工作人員講授有關健康、人體、醫療等多方面的常識，為大家進行義務醫療諮詢，熱情地把他的醫學經驗和學識，與大眾分享。

　　陳醫生把長期的講課內容和豐富的醫療經驗進行歸類整理，閱讀並收集了不少資料，再加上他對生命和人生的深入探索及理解，寫作了「真健康百課系列」一書，分多冊出版，有人體真相、益壽真相、看病真相等主旨。

　　書中各課都有深刻的醫學道理或人生感悟，能讓我們受到啟發。更重要的是，書中每一課還能學到不少有用的健康和醫療知識，深入而淺出，其中提供的那些思路、方法和攻略對於保健、養生、看病都有應用價值和實際成效。

　　在如今，健康、養生、疾病等有關資訊大量泛濫，但是其中很多說法卻自相矛盾，讓人難分真假而迷惑。因而，十分需要閱讀醫學專家用第一手科學知識和臨床經驗寫的書。為此，我推薦本系列給廣大讀者大眾。

　　由於本系列的寫作，陳醫生眼睛發病。經眼睛手術後，他繼續寫作不息，為本系列付出心力。我欽佩他的學識經驗，更感謝他的奉獻精神。

　　下面用陳醫生自己的話作為本序的結尾：「與大眾和病人一起分享醫學基本知識和醫療實用經驗，長期來成為我的願望和責任。」

香港保健協會董事

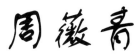

惜命　養命　保命
——做自己的首席健康執行官

　　人生追求的最大價值何在？——名校的學歷、偉大的事業、無上的權力、顯赫的家族、崇高的名譽、滿溢的錢財？乃至金榜題名、金屋藏嬌、三代同堂……？其實這一些只是生命大廈中幾個房間。一旦大廈倒下，房間安在？筆者在美國紐約醫院工作時，曾親見世貿雙樓轟然倒塌，數千性命頃刻殤折。咫尺天涯，深切感悟：生命何其寶貴！

　　怎樣才算有錢？——十萬？百萬？一個億？不同階層報出不同的金額。有一個回答讓人啞口無言：只有當你享有健康之時，可以幸福、快樂地用錢，這樣才算真有錢！

　　健康是人最主要的財富，沒有健康就沒有一切。人生和命運經歷風雨，忽猛忽悠，健康是一把擋風遮雨的庇護傘，大傘下面好精彩，有安全。健康是生命的依託和保證。什麼是真正的健康？怎樣維護真健康？是人生頭號大事。

　　本系列真健康百課系列，分為多冊。先以人體真相、益壽真相和看病真相作為三個主題，解讀健康、養生和抗病的真相；同時由惜護生命、養護生命和保護生命三個視角，試釋生命的真諦。

　　惜命，惜護生命。從瞭解人體開始，知道奇妙的人體是維護健康的真實依託，知道生命是身、心、靈融合而成的共同體，知道真健康是包括身體、心境、靈性在內的生命健康。作主健康的關鍵在於提升身上的正能量——健商、醫商或健康素養。分清生命自然週期中各個時期一些獨特的健康問題，瞭解人從哪裏來，又到哪裏去，懂得維護真健康遍及生命全過程。惜命，就是愛惜自己。

　　養命，養護生命。人經歷生老病死，或者從健康、亞健康，到小病、重病。所謂養，即平時的保健和養生。在還沒有生病之時，即漫長的平時，就從身心靈多方位好好養護生命。養命，就是把長長的平時生活改善得更健康一些，更簡單一點。

保命，保護生命。一旦發生疾病，不單單是醫生的責任。你自己也必須全身心投入生命保衛戰，成為醫生的戰友，讓疾病在掌控之中。懂病、辨病、查病、抗病，那些醫學基本知識便是自我保命的法和術，一樣不能少。這樣，看病過程才會一路綠燈，一路順暢。保命，就是提升自己抗病和看病的本領。

　　對於身心靈三位一體的生命，惜，即惜護、拓實生命大道的地基；養和保，即養護、保護生命大道上平時和病時這兩大段路面。知曉三個真相，惜—養—保步步到位，生命在這樣的康莊大道上穩步前行，人生才能活出精彩和恢宏！

　　斗轉星移，筆者已經從醫半個世紀。早在初穿白大衣起，我開始在門診和病房經常向病人及其家人解説疾病的來龍去脈和診療的輕重利弊。在以教授身份為醫學生上大課之前，我已經為病人上過不少「小課」。驚喜發現，病人及其家人多麼渴望獲取醫學資訊，而且這樣的知識交流在很大程度上推動了醫療進程，收效不菲。從而懂得：醫生醫病不單單只依靠醫術。於是，講課、寫文、交流，與大眾和病人一起分享醫學基本知識和醫療實用經驗，長期來成為我的願望和責任。

　　現在終於可以把「真健康百課系列」作為禮物，送給廣大讀者，以及有病或看病的朋友。熱切期待你們在維護健康、益壽養生和看病抗病時可讀易懂，有效有用。

　　哪一天如果發現，你自己在平時和病時各個時段中，已經能夠從容經營自己的真健康，理智面對身心靈出現的問題，或基本懂得如何排解看病中的麻煩，你才相信：做自己的首席健康執行官，其實並不難。

　　你的生命你經營，你的健康你做主。——這便是一位醫生懸懸而望的心願。

懂醫識病　有所作為

　　一直以來人類最大威脅來自疾病。近二千年，僅僅急性傳染病肆瘧全球，造成死亡人數就超過 1 億，遠比死於全部戰爭的人數總和還要多。

　　17 年前變種的冠狀病毒導致 SARS，鬧得廣東、北京、香港等地人仰馬翻。新近又搖身一變成為新型冠狀病毒，引發 2019 冠狀病毒病（COVID-19），傳播瘟疫，肆虐人類。

　　每年全球死亡人口中大約四成死於傳染病，在非洲達到六成。如今在中國內地平均每分鐘有將近 5 人死於癌症。另據大數據估算，全球範圍內，男士一生中（0 ～ 79 歲）患癌症的機率高達三分之一，女士為四分之一。

　　人們越來越畏病恐病，談病色變，特別對傳染病和癌症。不知哪天起，最大的煩難不僅來自生病，而且還來自看病，筆者工作過的美國、香港、中國內地都是如此，無一例外。

　　看病太煩了！頭痛腦熱，這症那徵，急病慢病，這科那科，病毒腫瘤，疑難雜症，病重病危，性命攸關……。

　　看病太難了！聽不懂醫生說話，弄不清診療流程，看不明化驗報告，讀不順檢查結果，決不定醫療方案，化不完診金藥費……。

　　筆者在幾十年行醫中，常與病人及其家人在諮詢時共享資訊，在看病時互相溝通，在診療時開誠商議。對於看病的真相有三項深刻體念：

　　1）看病不單靠醫生忙碌，醫生與病人（或家人）密切配合至關重要；

　　2）診療不單靠醫術高低，病人或家人稍有懂醫和識病，常舉足輕重；

　　3）醫療不單靠藥物、手術功效，醫患同心協力，療效常可事半功倍。

　　期待看病路上病人和家人能有所作為，只有這樣才能改變煩、難的狀態，把被動、消極的受，改變為主動、積極的進。有所作為，就診可望入門，看病才能上路，以致獲取優質醫療，而不一定靠錢，靠關係。

這場抗擊新型冠狀病毒的驚心動魄戰鬥中，人們深感「活下去」的至關重要，並刻骨銘心地感受到為此必須依靠自身二種力量：一是免疫力（身體健康，養生強體）；二是認知力，對健康、醫學、疾病的正確認知，就是本系列反復強調的健康素養和健商（健康的智商）。有所作為應先知後做。提升醫商（醫學的智商）為首要。

本系列《知人體真相》那冊曾提出醫商的觀念。本冊把看病中的醫商具體表述為，懂醫（醫學、醫療、醫生），識病（疾病的症狀、體徵、證據），看病（獲取優質醫療），共三大系列八個部分，作深一步的解說。本冊不是一本具體介紹各醫療手段、各疾病表現、各診療方法的醫療百科普及讀物。

懂醫這些法有三個方位：對醫學的生命意義有基本的理解；對醫療的科學本質有清醒的認識；對醫生的所作所為有貼近的瞭解。這些都是看病的入門法道。

診病如破案，先發現疑點（症狀），再尋找線索（體徵），後查實證據（化驗和檢查）。識病這些術有症、徵、證三步：在起病、發病和診病、查病各環節中，嘗試自辨一些先兆；自查一些表徵；進而瞭解一些常規化驗和特殊檢查的原理、應用及結果判別。這些為看病打下運作基礎。

懂醫和識病相輔相成，是踏入醫院或診所大門的敲門磚。讓你有底氣走上崎嶇不平的就醫路，自己除煩排難，讓你看病時，一路前進，順風順水，獲取優質的醫療服務。

本冊從大眾視角，解讀醫學、醫療、醫生的一些法和道，期待讀者朋友讀後說：「哦，原來該這樣看的這樣想的。」

本冊又按大眾需要，解讀疾病從初現、顯現到發現的症、徵、證的「破案」三術，期待讀者朋友讀後說：「哦，原來該這樣學的這樣做的。」如此這般，便能有所作為。

懂了醫，識了病，思路清了，做法明了，看病之路就通了！

Part 1

醫學之法：
懂得醫學的生命意義

主要內容

　　懂醫始於懂醫學。醫學因應對疾病而生。人類進化中孕育了這門大學問，因科技進步而發展，不過單單用科學難以深刻詮釋和正確定位。

　　從生命意義出發，醫學還有文化、人文、哲學、藝術等多方位屬性。醫學昇華離不開靈或靈性。

　　醫療是臨床醫學中應用組分。看病也是醫療的意思，只是前者立足患者角度，後者立足醫者角度。

　　梳理數千年來醫學步步前行的歷史，收集一些醫學發展的史料，用醫史為鏡，懂得醫學的廬山真面目。漫長的醫學發展史可以人為地分成六期：原始期、神秘期、哲學期、自然期、復興期、近代期。

　　哪類醫學更好，西醫還是中醫？把它們放在醫學發展的歷史長河中洗滌，可以清晰看到，兩者的來源何其相似。不管哪類醫學，都從傳統向現代前行。緊跟思想解放和科學發展的腳步，醫學走向現代化為歷史之必然。西醫與中醫在現代化道路上必定互補短長、殊途同歸。

1-01 醫學的內涵
——科文哲藝 靈性為上

☆醫學是人類為了應對傷痛和疾病而生，包括基礎和臨床兩部分。科技進步推動醫學發展，但這門大學問單用科學難以深刻詮釋和正確定位，醫學還有文化、人文、哲學、藝術、宗教等多方位屬性。醫療是醫學中的實用部分，有關處理疾病的方法、手段、醫術和服務。看病也是醫療的意思，只是前者立足患者，後者立足醫者。醫學昇華離不開靈或靈性。

1. 窄義的醫學：應對疾病

醫學（medicine）是通過各種科學或技術的手段合理應對生命中各種疾病的一門學科，包括研究、處理、服務、制度、體系、管理等。以應對生理疾病和恢復人體健康為主要目的。

醫學分兩部分：一部分是基礎醫學，為生物科學；另一部分是醫學的主體，為臨床醫學。

2. 醫療的意思：處理疾病

醫療來自醫學，但不同於醫學。從醫療二個英文意思 medical care 和 medical treatment 中可以知道，醫療其實是醫學照顧和醫學治療之意。

如要定義，醫療是臨床醫學中一個應用的組分，主要內容為有關處理疾病的方法、手段、醫術和服務。具體來說，就診、看病也是醫療的意思，只是前者立足患者，後者立足醫者。

3. 廣義的醫學：科文哲藝

廣義的醫學還包括養生學和由此衍生的營養學。世界上醫學主要有西方微觀醫學和東方宏觀醫學兩大體系。

人類從生存、生活到進化、發展，孕育了醫學這門大學問。雖然是醫學發展的主線，但是單用科學難以深刻詮釋和正確定位。

醫學帶有一定的文化、人文特徵，有關生活方式，醫學還是門人學。

醫學思維的宏觀和微觀，與病人的心理、心靈及社會環境密切相關。醫學以追求人的完美（健康）為目標，所以醫學也可以是一種哲學和藝術。

① 醫學的科學、技術屬性

科學（science），有各分門的學科，將各種專業知識和學問細化分類，如數學、物理、化學……，當然也包括醫學。

科學是研究自然世界和發現自然法則的大學問。science 一詞出現才一千年，medicine 的出現早多了（至少五千年）。可以說，一定程度上醫學的積累和進步催生了科學。

但科學對醫學的貢獻功不可沒，其科學技術屬性是醫學發展主要推力。

1）對於事物建立客觀的觀察形式，以及可檢驗的推論和結論，強調實驗數據及其結果的重現性，以此建立有序的知識系統。

2）科學對於醫學的推動始於基礎醫學的理論不斷建立和完善，如解剖、生化、生理、微生物學、病理學、藥理學、統計學、流行病學等。為研究和應對疾病打下堅實的根基。

3）在近、現代，科學技術的突飛猛進更大大推動醫學，特別臨床醫學的高速發展。

② 醫學與文化、人文屬性

醫學既是科學、技術，又是人學、仁術。但是，當代社會，技術統治了醫學，醫學的科學性、技術性過度地壓制了文化性、人文性、社會性。雖然疾病被通透地探究，精細地處置，但是人的痛苦往往被無情漠視。引發了人們對醫學目的、職業價值和醫患衝突的懷疑、反思。

醫學問世早於科學，並以人文關懷和解除痛苦為其要旨。醫源於聖，這個聖並非神，而是立足於當時當地文化的醫學家和他們的著作。文化與醫學在大背景下同根而生，文化和人文在昇華中必然迸發醫學的提升。

現代醫學逐漸過渡到生物－心理－社會醫學模式，學科滲透交叉，為醫學增添了璀璨的文化和人文色彩。

③ 醫學與哲學、藝術屬性

用哲學思想和宏觀思維方式詮釋醫學，是傳統醫學（不管西醫、中醫）走過的路。將在下一課敘述。

醫學現代化和科技發展推動的微觀方式慢慢彌漫了醫學。在大幅推動醫

學進步的同時，往往讓醫患兩方都在不同程度上忘卻了治病為救人的初心。摒棄微觀的一孔之見，從整體上理解並落實醫病為了救人濟世。強調醫學的哲學屬性，立足於從整體上看待醫學和醫療，有現實意義。

當醫學家研究生命內在和諧和完美的秩序時，如同你聽到巴赫、貝多芬的樂曲一樣處於藝術的情感。疾病及其規律的發現是真理的發現，也是完美的發現。

醫學的對象是人，人體健康表現出結構美、形態美、功能美、韻律美，以及心靈健康（受者）和救死扶傷（醫者）顯露出來的生命美、「天使美」，為醫學的藝術屬性寫出美輪美奐的極佳注解。

受者和醫者把握人道與人性的張力、技術與藝術的張力，在懂識醫學、疾病與擔當醫療職業之間連接一條鮮活的精神臍帶，讓醫療常識從醫院、書本和課堂飛入百姓家中和大眾生活。

🌱 4. 昇華的醫學：靈性為上

本系列《知人體真相》那冊提出了生命共同體的重要組分——靈，並討論了靈性對於生命健康的指導意義及其在生命來去和生命週期中的實際價值。

本系列《知益壽真相》那冊中，進一步詮釋悟靈對於益壽養生的引領作用，從收納正能量，駕馭本我自我超我，發揚人性向善，隨遇而安，順天而行，快樂享有，不斷自省等，感悟生命之意義。

生命昇華需要靈的引領，醫學與宗教和靈學難以分割。醫學發展種種推力離不開靈或靈性。在醫學發展初的神秘期，對疾病的恐懼使人們認為有神秘力量控制一切，促成醫學與神學的融合（在下一課敘述）。那時多由宗教人士當醫者，常有兩種治療：請求上蒼寬恕（心靈安慰）以及植物藥療（醫療）。

隨著醫學發展，迷信的成分消退，漸漸為心理療法和靈性醫學取代。如今前者已經成為醫學的一大分支，後者還在爭論中前行。

作為惜護生命之指導者和養護生命之引領者，在保護生命的醫學和醫療中不能忽視靈，為什麼在應對疾病時不能充分發揮和發掘靈性力量？

何況，人在自身和自然面前，至今仍遇到許許多多問題不能解決，疾病

規律和應對永遠會有未知的東西。靈和靈性在懂醫、識醫和看病中的實際作用也必定會不斷發現，與時俱進。全球醫學家、學者和社會愛心人士、宗教人士為此進行不懈地探索和實踐。在中國對於生命關懷、靈性痛苦、死亡教育、優生善終、過度治療等已經展開深入的探討。

1-02 醫學的來歷
——前世今生 繼往開來

　　☆醫史，醫學的發展歷史。以此為鏡，通過梳理數千年來醫學步步前行的來龍去脈，才能看清醫學的廬山真面目。本冊收集一些醫學發展的史料，雖然只是部分，對於粗略懂得醫學、醫療很有幫助。為了便於理解，把幾千年醫學發展史人為地分成六個時期：原始期、神秘期、哲學期、自然期、復興期、近代期。

🌱 1.原始期：本能需要 止痛護傷

　　動物在其生活中，具有克服痛苦、保護生命的本能，從而產生某些自療行為，如貓和狗用舔的方法止血。

　　在漫長的進化過程中勞動（圍獵、覓食、種植、生產等）是人類主要活動。從樹上掉下，被獸類咬傷出血，腳摔壞……經常發生。人和動物一樣，止痛、護傷、求生是一種本能的需要，但僅僅用舔的方法不夠了。

　　與動物不一樣，原始人類在日常實踐中觀察、探求，把原始的療傷止痛的方法積累起來。考古中發現，原始人類在勞動中逐步獲得了可用於治療的砭石、骨針等，認識到藥用植物、動物和礦物的性能，才獲得更多的醫療經驗。

　　可以説醫學源於本能，又高出本能，醫療保護行為轉化為自覺的經驗積累，便產生了原始醫學。

🌱 2.神秘期：無知無奈 求巫拜神

　　從木乃伊組織中發現傳染病和寄生蟲感染，以及化石考古的證據表明，史前人類就已存在傳染病、癌症等疾病。但當時相對應的醫療條件是原始醫學，無法發現和應對這一些疾病。

　　對自然和疾病的不解和恐懼，使人們認為存有某種神秘力量控制一切。世上各種族將神秘力量的控制者想像得五花八門，有太陽、月亮、山、水、祖先，還有上帝、菩薩、玉皇大帝、閻羅王……由此促成了巫術和神學的

發展。

所以那時巫、神和醫不分家。治療者通常由巫師或宗教人士擔當，因為他們是向神秘力量請求幫助的媒介。生病是上帝的懲罰，治療就是請求上帝寬恕，辦法是把病人放到教堂內懺悔，神父和修女充當醫護人員。同時他們也掌握一點醫學知識（大多為植物藥用知識），承擔着治病的職能。

「醫」和「毉」是同音同意兩種寫法。先看二字相同的上半部分：左邊這個「匚」讀音為「方」，懂理（醫理）的意思；右邊那個「矢」，中箭外傷或針灸的意思。一個下面「酉」，是酒器的意思，古代的酒就是最原始的藥。另一個下面是「巫」，醫把巫也包含進去了。「醫」的兩種像形寫法及解釋，實際上把古代的治療手段和醫理都涵蓋了。

醫學走向科學，人在自身和自然面前，永遠有著未知的東西。直到現在，當醫學遇到不能解決的問題時，仍然有人會求助神靈。

🌱 3. 哲學期：表觀整體 思辨哲學

醫學走向科學，巫術神學成為醫學發展的桎梏。西元前五世紀，中國醫學家把「信巫不信醫」作為六不治的一種。《黃帝內經·素問》中説，「拘於鬼神者不可與言至德」。都是醫學擺脱巫術，確立自身價值的標誌。

人類歷史上一些先哲開始關注人體自己，開始思考病和痛的來源。不過，當時無論東方還是西方，要觀察人體的內部幾乎不可能，更多的是表觀多於微觀，整體多於局部。

自然元素組成萬物的科學思維和哲學思辨明顯影響醫學，不過，推測多於實證，思索多於觀察。中醫陰陽五行（金、木、水、火、土），印度醫學三體液學説（氣、黏液、膽汁），希臘醫學四體液學説（血液、黏液、黃膽汁、黑膽汁），都認為陰陽或體液平衡和諧就構成健康，不平衡或偏勝則產生疾病，治療就是糾正偏勝，恢復平衡。

在《黃帝內經》中，把陰陽五行看做是天地萬物發展、變化、消亡的物質本源，以此來概括人體生理、病理、診斷、治療等一切方面，同時還用五行生克制化學説來解釋臟腑間的相互促進、相互制約的關係。

而西方的希波克拉底學派強調人體本是一個整體，體內各器官間互有聯繫，一種疾病可累及全身。而人體與外界密不可分，氣候、地區、水、空間

等對健康和疾病都有影響。萬物（包括生命）皆由地、水、火、風四元素組成，它們是否平衡對人體健康有極大影響。

不管哲學融入醫學的看法是否靠譜，但促成了醫學脫離宗教迷信的束縛。

🌱 4. 自然期：以物立論 崇尚經典

開始對自然－物質的觀察以及確立哲學－醫學思維，無疑是醫學發展的一個轉捩點。但很長時期中人類醫學被幾位醫學家、幾本醫學書牢牢統治。既是醫學朝向科學的入口，卻又成為阻抑醫學前進的瓶頸。

古希臘醫生希波克拉底（Hippocrates，西元前 460 年～前 370 年）被尊為醫學之父。病因是自然因素，健康和疾病與四體液有關，及自然治癒能力，是他創立的三大醫學理論。《希波克拉底全集》成為西方醫學基石長達千年。

被祭在神壇上的第二人是古羅馬時期醫學大師蓋倫（Galenus，西元 129 年～ 210 年），專注解剖研究，撰寫了超過 500 部醫書。以血液運動理論和三種靈魂學說為中心的蓋倫主義，被西方醫界作為經典長期崇尚，不敢越雷池一步。

《黃帝內經》成書於西漢（西元前 202 年～ 8 年），集於古人對生命的長期觀察、臨床實踐及簡單的解剖知識。醫聖張仲景（西元 148 ～ 219 年）的《傷寒雜病論》確立的辨證論治，是中醫臨床診療基本原則，也是中醫的經典和靈魂所在。在相近年代形成的西方、東方醫學的經典有共性，也有各自特點。

🌱 5. 復興期：思想解放 醫學性科

發生在 14 世紀到 16 世紀的文藝復興（renaissance）是一場思想解放運動。在意大利興起，隨即傳遍整個歐洲。當時新興的資產階級強調思想自由和個性解放，懷疑教條，反對權威，向教會思想挑戰。他們的口號是：「我是人，人的一切我應該瞭解」。思想解放促進了自然科學的誕生。文藝復興成為西方醫學走上了科學之路的重要轉捩點。

以瑞士醫學家帕拉切爾蘇斯（Paracelsus，1493 年～ 1541 年）為代表的醫學改革興起，重視實踐，反對煩瑣的經院哲學和權威觀念，使醫學為大眾所接受。西方醫學由古代經驗醫學進入了實驗醫學的新階段。

英國醫師哈維（William Harvey，1578 年～ 1657 年）運用動物實驗的方法證明了心臟血管和血液的循環運動，發表了著名的《心血運動論》，這標誌著現代醫學動物模型和動物實驗研究成為醫學科學發展中不可或缺的一環。

認識人體構造是醫學首要之事。封建社會各民族無例外禁止解剖屍體，西方醫書解剖圖根據動物內臟繪成。中國古代五臟六腑也並非人體實際構造。意大利名畫家達‧芬奇（Da Vinci，1452 年～ 1519 年）首先革新解剖學。他繪製解剖圖，傳至今日大多準確、優美。比利時醫學家安德烈‧維薩里（Andreas Vesalius，1515 年～ 1564 年）根據直接的觀察來寫作人體解剖學教科書，成為近代人體解剖學的創始人。人體解剖學的建立標誌著醫學新征途的開始。

清代名醫王清任（1768 年～ 1831 年）在不准解剖屍體的禁令下，只能在傳染病流行時，於義塚處群兒屍體之露臟者（被野狗咬破的身體）細視之，繪成並修正臟腑圖。他的《醫林改錯》糾正了古代中國醫書在人體解剖上一些錯誤。

🌱 6. 近代期：科技革命 發展迅猛

18 世紀資本主義工業革命始於歐洲。19 世紀西方技術革新方興未艾。早些時期思想解放和這個時期科技革命是醫學騰飛二大翅膀，相輔相成。

隨著科技發展，醫學發展所必需的技術和工具先後發明：度量工具如溫度計、血壓計、稱重計⋯⋯；光學診斷器械如檢眼鏡、喉鏡、膀胱鏡、食道鏡、胃鏡⋯⋯；觀察工具如扣診法、聽診器、顯微鏡、X 光、生物電、超聲波、同位素、電腦斷層掃描及攝影（CT）、磁共振成像（MRI）、正電子攝影（PET）⋯⋯；預防治療方法如疫苗接種、抗菌素治療傳染病、人工呼吸機、腎透析機、人工肝、ICU 系統監測⋯⋯；外科手術基礎如輸血、麻醉、無菌技術、微創⋯⋯。

隨著科技發展，解剖學、組織學、生理學、病理學、細胞學、微生物學、免疫學、遺傳學、藥理學、衛生學等基礎醫學逐步建立，從整體水準、器官水準、細胞水準乃至分子基因水準，人體內的秘密一個個被揭開。

　　隨著科技發展，臨床醫學教學興起，推陳出新，與時俱進，青勝於藍。臨床——教育——科研，醫學從此形成螺旋式上升的發展模式。

1-03 醫學的類別
——西醫中醫 傳統現代

☆哪類醫學更好，西醫還是中醫？粗粗比較兩者的差別，靜靜分析中西醫之爭。放在醫學發展的歷史長河中洗滌，可以清晰看到，西醫與中醫的來源何其相似：都從傳統向現代前行。緊跟思想解放和科學發展的腳步，醫學走向現代化為歷史必然。西醫與中醫在現代化道路上必定互補短長、殊途同歸。

🌱 1. 醫學分類別的依據：不同視角

醫學是處理疾病和提高健康的一門科學，其實不僅僅是科學（將在本課後面討論）。狹義的醫學只是疾病治療和功能恢復，廣義的醫學還包括養生學和營養學。從不同視角對醫學作出分類，有利於認識醫學之實質。

依據地域和種族不同，有多種醫學體系，如西醫、中醫（包括漢醫、藏醫、蒙醫、維醫、朝醫、彝醫、壯醫、苗醫、傣醫等）印度醫、阿拉伯醫等。

依據發展進程長短和歷史時期先後，醫學分為傳統醫學和現代醫學。

依據應用領域和研究對象，醫學包括基礎醫學、臨床醫學、法醫學、檢驗醫學、預防醫學、保健醫學、康復醫學等。

依據醫學現代化和臨床需要，臨床醫學分類越來越細：診斷學（臨床、實驗、放射、核醫等）、治療學（化學、物理、生物、血液、心理等）、內科學、外科學、婦產科學、兒科學、老年醫學、眼科學、耳鼻喉科學、口腔醫學、皮膚醫學、精神病學、腫瘤醫學、急診醫學、麻醉學護理學、康復醫學……。

🌱 2. 西醫和中醫的差別：確實存在

在中國大陸，在華人生活地域，選擇西醫還是中醫，常常是看病時繞不過的問題。要選擇，把西醫與中醫作比較，首先有三個思路：

思路一：西醫從傳統到現代，經歷變革，變化很大；中醫經 5000 年累積，傳承為主，變化不大；

思路二：隨著時代進步，西醫（西方的醫學）與中醫（中國的醫學）那種以地域為區分的稱呼不甚合適，從本質來說，分稱為現代醫學和中國的傳統醫學，比較合適；

思路三：把不同地域不同民族的醫學，把不同時期的醫學，放在一起作比較，其實有些牛頭不對馬面，可比性存疑。

儘管如此，下表還是從五個主題對二類醫學作一個粗略比較。

五項主題	現代醫學（西醫）	中國傳統醫學（中醫）
1. 認識人體	分子、基因、細胞、組織、系統、器官等	經絡、五臟六腑、精氣血津液等
2. 醫療模式	解決疾病和病因的局部	調整人的整體
3. 關注重點	微觀關注病因	宏觀關注結果
4. 診斷手段	症狀、體徵、化驗、特殊檢查	四診、八綱、辨證
5. 治療方法	有創無創多種療法	口服植物性藥物為主

3. 西醫與中醫的爭論：不必極端

當今在民間和網上對於西醫與中醫執優執劣，展開為時已久的爭論。其激烈程度深及存、廢。本課收集部分資料，將二方的論據作簡單比較。

爭論依據	西醫	中醫
1. 理論體系	一門科學	一種文化
2. 思路觀念	局部定位與分割檢查	整體觀念與辨證施治
3. 醫術來源	實驗，群體重複驗證	經驗，個人獨技秘方
4. 治療疾病	解決局部，重腫瘍創	追根求源，重精氣神
5. 醫療過程	治病	救人
6. 醫療結果	明明白白的死	胡裏胡塗的活

其實西醫、中醫之爭，始自晚清。至民國，中醫始終無法得到官方正式認可，《壬子癸醜學制》和《中華民國教育新法令》明確將中醫排除在正規教育之外。否定中醫為民國歷屆政府的共識。

1927 年北伐成功之後，民國進入國民黨執政時期。遷都南京後，中央衞生會議又作出「廢除中醫」的決定。

1949 年新中國成立後，中醫醫療得到了國家政策的大力支持。中醫的醫、教、研和中西醫結合得到長足發展。

當今西醫、中醫之爭，有絕對化和極端傾向，針鋒相對，有此無彼。廢西派斥責西醫：病治好，人治死；廢中派卻攻擊中醫：搞迷信，騙騙人。理智地説，都言過其實，攻其一點不及其餘。

🌱 4. 西醫及中醫的由來：何其相似

回到本冊「1-02 醫學的來歷」，先把西、中兩種醫學放在歷史發展的長河中看一看。不難發現，在醫學史前四個期（原始期、神秘期、哲學期、自然期）的發展歷程中，西醫與中醫何其相似乃爾。

1）**遠古的原始期：**無論西方還是東方的先人，在生存和勞作時需要護體療傷，原始醫學問世。

2）**近古的神秘期：**相信疾病是上蒼的懲罰，出現宗教，求助神鬼，神學巫術與原始醫學合體。西方、東方醫學都有相同經歷的記載，只是神鬼、巫術的形象、方式有所不一。

3）**西元前後的哲學期：**因為觀察的方法和工具的不足，只能以表觀和宏觀的方式和哲學的思維來表達和論述醫學。希臘醫學四體液學説和中醫陰陽五行是代表。

4）**十六世紀前自然期：**正視自然和物質，擺脱神靈與巫術，西元後上千年，醫學步入科學門檻。集西、中醫學大成的《希波克拉底全集》和《黃帝內經》都是這個時代人們崇尚的醫學經典。

🌱 5. 西醫比中醫的水準：立判高下

這四個期，從發展歷程來看，西醫、中醫頗多相似。但從醫學水準和醫

療效果來看，兩者有差別。舉幾個實例。

例一，長期以來西醫對發熱的處理，一直採用放血的方法。西方醫聖蓋倫（見「1-02 醫學的來歷」），曾為放血療法寫了三本系列。無獨有偶，歷史記載法國大革命時某親王的孩子，用饑餓療法治病，結果被餓死。當時放血和饑餓竟然成為西醫包治百病的正統療法。

當時中醫也使用放血法，但臨床上較為精細：怎樣的病情，怎樣的體質，放在身體哪裏，放多少血，哪些人不准放，都有規定。中醫把饑餓療法上升到辟穀療法，用意識引導消除體內毒素。

同一時期，比蓋倫小 29 歲的中國漢代名醫張仲景通過臨床實踐，著成《傷寒雜病論》，在臨床實踐中奠定了治療內科疾病的辨證基礎，醫術和療效與同期的西醫相比有天淵之別。

例二，15 世紀西方畫家曾記錄一種治療智商低的方法，畫作名為《愚蠢的治療》。當時西方以為，人太蠢是因為腦裏有塊奇妙的石頭，凝聚所有「蠢」的精華，需開顱取出來丟掉。當時西方醫學較多使用手術方法療病。不過，手術刀一直掌控在理髮師和屠夫的手中。麻醉藥的配方為生菜汁、醃豬的膽汁、鴉片、醋等，令人吃驚。進入 17 世紀，解剖開始進入大學課堂，醫生才把手術刀拿了回來。

相較之下，中醫較少使用手術方法。早在一千多年前，名醫華佗（西元145 年～ 208 年）為了治療曹操的頭疼症，提出開顱手術。當時手術麻醉使用麻沸散，效果甚佳，惜已失傳。曹操生疑後將華佗關押並處死。本世紀初山東發掘一個千餘年前的古墓，經考古研究後發現，墓主人的頭蓋骨右側有一圓洞，為生前開顱手術留下，而且手術後還活了二年，表明手術當時是成功的。

例三，1799 年中、美兩位退休領袖去世。一是大清國乾隆皇帝，頗通中醫養生之道，活到 89 歲無疾而終。據解密的資料，另一位美國開國總統67 歲的華盛頓居然死於庸醫。冬日他在野外受寒，導致感冒發燒，先被二次放血無效，請來兩位更高明的醫生會診，治療仍是放血，終不治身亡。

早時期的西醫與中醫相比，實際水準和醫療功效，孰高孰低？不過，到了近代，為什麼出現逆轉呢？

🌱 6. 傳統向現代的發展：殊途同歸

把西、中兩種醫學放在歷史發展的長河中進一步觀察，可以發現，在醫學史近二個期（復興期和近代期）的發展歷程中，西醫與中醫分道揚鑣。

14 世紀到 16 世紀文藝復興是西方一場資產階級思想解放運動。

同期，中國處於明代（1368 年～ 1644 年）。對外交流和科學發展處於萌芽：

如鄭和率大型遠洋船隊到達西洋三十餘國（1405 ～ 1431 年）；如李時珍在《本草綱目》中記載了 276 種無機藥物的化學性質及蒸餾、蒸發、昇華、結晶、沉澱等技術（1596 年）；如徐光啟成立「西局」（1629 年），提出分學科研究的思想，在他掌管的「曆局」內開展以數學為根本，兼及氣象、水利、軍工技術、建築、大地測量、醫學等學科的研究。儘管如此，明代還是封建制度統治下的皇朝，思想依舊保守。

18 世紀資本主義工業革命始於歐洲。19 世紀西方技術革新方興未艾。

同期，中國處於清代（1636 年～ 1912 年）的中晚期，從保守鎖國到西方列強入侵，國力日衰。其後民國時期軍閥割據，日寇入侵，內憂外患，中國陷入半殖民地半封建社會，國弱民窮。

醫學從傳統邁向現代是歷史的必然，西醫與中醫的發展不例外，早期經歷了相似的發展歷程。但是在近代，因思想和科學技術上差距，出現明顯的不同。造就如今以現代醫學為主體的西醫和以傳統醫學為主體的中醫。

很不幸，近代幾百年中國錯失了思想解放和工業科技革命的時機。傳統的中醫沒有了騰飛的這兩大翅膀，甚至差一點折翅被廢。

顯而易見，當今在思想解放、技術創新雙重推力下，現代化成為中醫中藥發展的必由之路。西醫與中醫在前行道路上必定互補短長、殊途同歸。

🌱 7. 中醫之信譽的受損：獨土假種

中醫信譽受損，一定程度上受累於兩個重要原因，而非中醫本身。

1）行醫方式和醫療流程特殊：獨特土壤容易滋生「不科學」的誤解。

　　＊ 單人負責，獨自行醫——無制約、少監督；

　　＊ 個人經驗，流派各異——無評估標準，難作比較；

＊醫療主要針對症狀和整體──難判斷治療效果。

2）**偽劣中醫成害群之馬：**是中醫隊伍中冒牌的假種。

＊無學歷、無培訓和無執照行醫；

＊自稱「祖傳」、「神醫」，或自稱握有家傳「秘方」；

＊商業行銷的騙子。

讀後提要

- 人類在生活和生存中必須應對疾病和傷痛,醫學這門大學問一步步在歷史長河中問世並前行。

- 科技進步是醫學發展的主要推力,但是單用科學難以對醫學作深刻詮釋和正確定位。醫學還有文化、人文、哲學、藝術等多方面屬性。

- 在應對疾病時充分發揮和發掘靈性的力量,病時保命,靈的統領同樣不缺位。

- 醫學經歷原始期、神秘期、哲學期、自然期、復興期、近代期等六個時期的發展。

- 緊跟思想解放和科學前進的腳步,醫學近幾百年迎來大發展機遇。

- 醫療是臨床醫學中實際應用的組分,包括處理疾病的方法、手段、醫術和服務等。

- 哪類醫學更好,西醫還是中醫?早期的西醫與中醫相比,實際水準和醫療功效顯然低下。不過,到了近代卻出現逆轉,值得深思。

- 西醫與中醫的來源相似,醫學走向現代化為歷史必然。西醫與中醫在前行的道路上必定互補短長、殊途同歸。

Part 2

醫療之法：
懂得醫療的科學實質

主要內容

　　醫療是臨床醫學中的應用部分，從其科學實質來理解醫療，是懂醫的重要方面。

　　傳統醫療模式只是：病人有病去看病，醫生診斷治疾病。三級預防、零級預防和康復的新理念，把醫療的對象、目標和成效大大擴伸。

　　醫療運作從僅僅處理人體的疾病，走入身心靈在內的生命全方位。整合醫療和康復醫療把醫療服務於人，落實於人，以人為本。

　　生物——心理——社會的醫療新模式，把心靈及其與社會、自然的聯繫納入醫療運作。見病更見人，療病為治人。

　　醫療實際運作中，對一些重大的診療問題作出決策是看病中的頭等大事。不管醫方還是病方，決策中考量之基石是把握證據的科學性。由此而生的循證醫學，遵循所獲取的五級科學證據的主次、重輕，來確定診療方案的科學性。

　　必須懂得：醫療是一種充滿未知、尚不完善的科學；醫療方法的肯定和確立只是基於臨床實驗中顯示的比例較高的一種可能性。人體、自然、環境、致病原、藥物等變數使得醫療具有高度的不確定性。這一切造就醫療之局限和無奈。

2-01 醫療的過程 ——理念更新 步步擴伸

☆傳統的醫療過程和模式限於：病人發病去看病，醫生診療疾病。三級預防、零級預防和康復的新理念，把對於醫療的認識大大擴伸。全週期健康和全方位醫療意義深刻。把醫療對象擴伸到全部人群，把單一的療病目標提升為優生優育、改善環境、衛生預防、消除和避免危險因素和致病因素，阻斷疾病惡化，身心靈全方位干預等，從而大幅提高醫療的成效。

🌱 1. 第一層理念：發病予以治療（治療疾病）

作為醫學的實用組分，醫療本發源於人類在生活、生存和勞動中的實際需要。醫療進程是：發生疾病→處理或治療疾病→治癒疾病。

持續幾千年的這種醫療傳統模式，在醫療服務體制裏佔於主導地位：發生疾病→病人就診看病→醫生診斷→治療疾病→病癒或無法醫治。

這樣過程中病者長期來總是這樣做：自覺有病→上醫院看病→等待醫生的「判決」→聽從醫生的處理→病癒或無法醫治。

🌱 2. 第二層理念：預防勝於治療（三級預防）

將預防引入醫療是一個飛躍。三級預防（tertiary prevention）的理念把醫療過程擴伸到發病之前和發病前期、初期、早期，使得醫療和醫療成效有了決定性的提升。

①第一級預防（病因預防）

1）**主要對象**：無病人群和亞健康人群。

2）**主要措施**：防止健康人群和亞健康人群發病，如避免外源性因素所致的各類疾病；如用免疫接種預防各種傳染病；如調整心態預防心理疾病和心身疾病；如搭配適宜的飲食預防各類營養失衡性疾病等。

3）**主要目的**：消除、控制危害健康的危險因素及引起疾病的致病因素。

②第二級預防（臨床前期或早期預防）

1）**主要對象**：尚無臨床症狀，或症狀很輕不易感覺到，但體內已發生

某些病理改變的人群。主要目標是早發現、早診斷、早治療。

2）**主要措施**：早期評估與預測自己的健康狀況，高危者做篩查或定期到醫院進行健康體檢。

3）**主要目的**：對疾病早發現、早診斷、早治療。

③**第三級預防（臨床預防）**

1）**主要對象**：已患病者。

2）**主要措施**：積極、及時治療，防止病情惡化。

3）**主要目的**：防止疾病復發和轉變為慢性病，預防併發症和傷殘的發生。

🌱 3. 第三層理念：防患始於未然（零級預防）

零級預防（zero level of prevention）是一個更為積極主動的醫療衛生理念。近年來引起全球的重視。零級預防是對於全人群作出干預，致力於消除整個社會發病因素和危險因素的發生和流行，而不是有了發病因素和危險因素之後再作避免和預防。

這樣的醫療衛生思路，把應對和防備疾病的堤壩比第一級預防更加前移，擴伸到疾病的源頭，才能真正提高了整個人群應對疾病、維護健康的終極目標。

如防止非洲埃博拉出血熱傳入中國，最有效的辦法就是禁止從疫區進口能攜帶病毒的綠猴以及其他靈長類動物，並教育國人不要到疫區旅遊。如1988年上海因生吃毛蚶引起甲肝爆發，此後取締毛蚶上市，斬斷致病因素的傳播鏈，上海再也沒有發生類似疫情。

美國紐約從1993年到2001年一直宣傳戒煙（第一級預防），但吸煙率始終居高不下。最後大幅提高煙草稅（零級預防），吸煙率終明顯下降。

🌱 4. 第四層理念：病癒更要康復（以人為本）

傳統醫療模式中療病的目標是控制或治癒疾病。第三級預防把疾病的及時治療作為預防疾病發展、惡化的積極過程。

醫療不僅針對疾病而且著眼於整個人、從生理上、心靈上進行全面康復

（rehabilitation），讓病癒的人回復社會，成為正常人。康復醫學作為一門新興的學科，在上世紀中期問世。有關康復將在下一課展開討論。

康復的理念把醫療過程又進一步擴伸到疾病治療或病癒之後。

🌱 5. 醫療過程擴伸的深刻意義

新理念新思維導致醫療擴伸到「新生命出生前」、「風險未出現時」、「病變未發生時」、「身體衰老前」、「疾病治癒之後」、「臨終彌留之際」……這樣的全方位醫療，是一次飛躍，意義深刻。

①對象全複蓋

在本系列《知人體真相》那冊「Part 4 真健康的週期」文中介紹，人體歷經孕前、孕期、嬰幼兒、兒童及少年、成人、老年人，步步走過漫長的自然週期。這裏只是從單個人體的視角來看健康、疾病、醫療的全週期。

從群體的視角來看，國人三種健康狀態比例大致為：健康人群 5%；亞健康人群 75%；有病人群 20%。可見傳統的醫療工作只著眼於五分之一人群。新理念把醫療對象擴伸到全部人群，全週期健康落到了實處。

②目標大提升

醫療層次	人體狀況	疾病階段	應對措施	醫療目標
零級預防	健康	無病	消滅致病和危險因素	不讓疾病發生
第一級預防	健康或可能開始病理改變	無病或可能疾病前期	避免危險因素高危者篩查	避免疾病發生
第二級預防	開始病理改變	臨床前期早期可有病症但不明顯	定期體檢早發現早診斷早治療	阻斷疾病發展
第三級預防	病理改變明顯	臨床中期晚期	及時積極有效治療	防阻疾病惡化
康復	病理改變恢復或好轉	病癒或好轉	生理、心理、社會等全面恢復	身心靈全方位康復

醫療深層次理念完成了醫療目標的大提升。不僅把醫療擴伸到人體全週期，還把醫療目標從單一的診治疾病大大提升為：優生優育，改善環境，預防衛生，消除和避免潛在的危險因素和致病因素，阻斷疾病發展和惡化，身心靈全方位的干預和恢復……。如此醫療的全目標不就是人們夢寐以求的真健康嗎！

③效高水準

在本系列《知益壽真相》那冊的「2-03 祛邪」文中，把人體從無病到有病、重病分為六個階段：1）完全健康；2）基本健康；3）疾病前期；4）疾病早期；5）疾病中期；6）疾病晚期。

一份某惡性腫瘤的資料顯示，處於不同階段時得病的風險性和根治率。

人處於完全健康、無病狀態，致病因素和危險因素被消除，風險性 0%，根治率 100%。

人處於基本健康、亞健康狀態，致病因素和危險因素存在但預作避免，風險性 1%，根治率 99%。

人處於疾病前期，致病因素和危險因素存在並有影響，腫瘤細胞出現極少量生長，風險性 2% 不到，根治率 98%。

人處於疾病早期，致病因素和危險因素存在並疊積，腫瘤細胞開始生長繁殖，風險性 20%，根治率 80%。

人處於疾病中期，致病因素和危險因素繼續疊積，腫瘤細胞快速生長繁殖，風險性 80%，根治率 20%。

人處於疾病晚期，內、外環境失衡，腫瘤細胞大量生長繁殖，風險性 98% 或以上，根治率 2% 以下。

其他大部分慢性疾病的規律也基本如此。

1）前階段過程漫長，患病風險遞增慢；越早干預，醫療成效越高。

2）後階段過程較短，患病風險遞增快；越晚干預，根治可能大幅下降，醫療成效越差。

🌱 6. 醫療過程擴伸的自我責任

　　醫療全目標的達成，政府和醫者負有很大責任。這不是本課討論的主題。醫療過程的擴伸對於病者和家人，乃至大眾提出更高的要求。除了積極配合醫生的治療工作、康復工作外，還有大量任務需要自己和家人完成。

　　①零級預防中自我責任

　　遺傳性、先天性疾病、職業病、醫源性疾病等，病因明確，注重零級預防，把病因消除在源頭，自己需要做的事不少，並非全是政府和醫院的事。

　　②第一級預防中自我責任

　　如大骨節病、克山病等，病因尚未確定，但綜合性的第一級預防（如控制某些危險因素）還是有效的。

　　病程不可逆轉的一些疾病，即難以治好的疾病（如矽肺），加強第一級預防，不要拖到疾病中晚期。

　　聯合國世界衛生組織提出的人類健康四大基石：合理膳食、適量運動、戒煙限酒、心理平衡，其實都是第一級預防的基本原則，而且必須自我完成。

　　③第二級預防中自我責任

　　病程可逆的疾病，即治得好的大多數常見疾病（如高血壓病），以第一級預防和第二級預防為主；

　　很多慢性疾病包括腫瘤進入中晚期階段，將出現惡化、轉移、併發症，更需要做好第一級和第二級預防。及時、積極的治療也是一種預防。

　　④第三級預防中自我責任

　　疾病進入中晚期階段，機體對疾病已失去調節和代償能力。如果及時採取對症治療，可以減少痛苦和傷殘，延長生命，也是一種積極的措施。

2-02 醫療的運作
——療病為表 以人為本

☆醫療從僅僅處理疾病，走入身心靈在內的生命全方位。以人為本已經深入醫療具體運作中。整合醫療基於完備的社區家庭醫生體系，集預防、診斷、治療、康復等醫療運作一體化，服務於人。康復醫療讓患者病後或殘後盡可能回復健康、重成正常人回歸社會。生物——心理——社會的醫療新模式，把心靈及其與社會、自然的聯繫納入醫療運作。另類醫療較多考量的還是以人為本：為救人再試一試，為助人在心靈撫慰上幫一把。

🌱 1. 整合醫療：集力量 服務人

整合醫療（integrated medical care）又稱一體化服務，整合各種醫療服務，為居民提供預防、診斷、治療、康復。這種新型醫療服務理念和模式，是當今人口老齡化和慢性病流行的大背景下，各國宣導的努力方向：集中力量服務於人。目前有些國家以人為本的實踐經驗，很有啟發。

①古巴經驗

古巴家庭醫生制度完備，診所設在社區，還做家訪保健和出診，每個家庭醫生負責一百多個家庭。需要時由家庭醫生引薦去上級醫院專科看病。古巴人均醫療支出只有美國 1/20，但各項健康指標達到發達國家水準。

②以色列經驗

健康維護組織負責初級保健。不僅有居家醫療服務，還提供出院後續服務。遠程醫療和移動諮詢服務廣泛使用。綜合性電子病歷支持醫、患、實驗室、診斷中心之間快速資訊交換。以色列衛生支出佔 GDP 比例很低，僅 7.2%。人均預期壽命高達 82 歲。

③日本經驗

構建以社區為基礎的整合型體系。約一萬人為一個社區，步行 30 分鐘可以到達。以居住、生活支援、護理、醫療、預防五大要素組成社區綜合照顧體系，支撐著老年人居家生活，確保老年人安全、健康。

2. 康復醫療：復健康 成常人

康復，又稱為復健，譯自英語 rehabilitation，詞頭 re 為重新之意，詞幹 habilis 是有能力之意。康復即重獲能力或適應正常生活的意思。

世衛組織把康復定義為「幫助病員或殘疾人在其生理或解剖缺陷限度內，促其在身體上、心理上、生活上、職業上、業餘消遣上和教育上的潛能得到最充分發展的過程。」

康復醫療是由理療學、物理醫學逐漸發展而成全面康復：

1）**醫療康復**：醫療手段促進康復；

2）**教育康復**：通過特殊教育和培訓以促進康復；

3）**職業康復**：恢復就業，取得就業機會；

4）**社會康復**：促進病者或殘疾人重返社會。

康復含意比恢復更為深入。指病後或殘後盡可能回復健康、重成正常人並回歸社會。康復醫療三項基本原則：功能鍛煉、全面康復、重返社會。從而進一步將醫療運作從治病深入到治人。

3. 生命價值：身心靈 合為人

我是誰？我是人，我是身、心、靈三位一體奇妙組成的生命。

醫學和醫療問世後，出於本能需要，長期來醫療運作主要限於對於人體疾病和生理問題的處理。上世紀七十年代開始單一的生物醫學模式被生物－心理－社會的新模式取代。

把生命價值超越身體、生理和生物性，把心靈以及它們與社會、自然的聯繫納入醫療運作，把治療疾病發展為維護生命健康，無疑是重要的昇華。

4. 醫療運作：改療病 為治人

見病更見人，療病為治人，以人為本的思維體現在醫療不少具體運作中。疾病是身體的非正常生理狀態，很多疾病的進展，會從軀體的不適過渡到心理和精神的異常，身心的雙重打擊是重大疾病患者（如癌症）都面臨的，因此對重大疾病的心理干預、人文關照和精神疏導對疾病的康復至關重要。

①與病共存

以目前醫療水準，有一些病（如漸凍症）沒有合適的治療方法，有一些病（如惡性腫瘤中晚期）可以治療，但無法治癒。那麼在醫療運作上重點不在消除疾病，而是放在延長生命和減輕痛苦上。

對病人來說，是念念不忘、憂心忡忡，或者滿不在乎、消極迴避？首先就要正視疾病，接受疾病，學會與病共存，做到既來之，則安之。

其次，充分瞭解疾病，積極配合治療。該查的專案一定要查，該用的治療一定要用。在日常生活中要管好自己，明白哪些可做哪些不可做。

與病共存為不得已之舉，不是消極地對疾病的妥協退讓，而是經過積極地應對後，達到症狀減輕，病情穩定。為追求更長的生存時間和更高的生活品質，對自己的一種接納與原諒。與病共存不僅是一種普遍的醫療運作模式，更是一種必備的人生智慧。

②適度診療

診療疾病需要掌握程度、限度。適度就是恰如其分。過度即超過應有的度，導致勞民傷財害人。醫療是否適度，病人和家人要學會一定的分析能力。

1）**診療的付出與實際的收穫相適合**：使病情好轉還是穩定？可以延長生存時間（多少？）還是減輕症狀？恢復臟器功能、勞動或生活能力還是改善這些狀況？預防病情進展還是減少復發？

2）**診療的付出與疾病的程度相適合**：嚴重性、複雜性和緊迫性決定了疾病的程度。如病可致死，即便費用昂貴，不良反應較重，或療效不如人意，也不能視為過度治療。如小兒普通感冒，動不動做 CT，弊大於利，屬於過度檢查。如特發性肺間質纖維化一般只能控制急性發作、緩解症狀、處理併發症。但是治療以肺部陰影完全吸收作為目標那就過度了。病人和家人多懂醫識病對於辨別疾病的程度十分重要。

3）**診療的付出與患者的狀況相適合**：患者生理狀況包括年齡、性別、體能、活動範圍、可能壽命等。病理狀況包括過敏體質、營養狀態、免疫功能、器官功能、併發症等。如老年人由於肝腎功能不全容易發生不良反應，即便常規劑量也可能用量過度。如為了保障胎兒安全，孕婦治療不得不選擇對胎兒安全但可能價格較貴的藥物。如腫瘤骨盆轉移患者，鑑於術後的痛苦、對機體的打擊、高昂的費用以及晚期腫瘤的可能壽命，再給予人工全髖

關節置換術是否適度？

③心靈疏導

一百多年前美國醫生特魯多（Elliot Trudeau）的名言：「有時去治癒，常常去幫助，總是去安慰」教導醫者在醫療技術並不能治癒所有的疾病時，用良好的溝通和優質的服務，提高病患的醫療理念和撫慰他們心靈創傷。

在本系列《知益壽真相》一冊中的「悟靈之道」，不僅有益於生命的養護，同樣有益於生命的保護。自我感悟，自我心靈疏導，純化向善的本性，用靈性的望遠鏡看健康和疾病，在人生觀、宇宙觀、價值觀的層次登高望遠，為生命提升高度，為人生撥正航向。這一切在應對疾病中意義重大。

醫學發展初期不瞭解疾病，無法解決傷痛。那時神和醫不分家。病者、家人以及醫者求助神秘力量，懺悔自己不是，請求上蒼寬恕。這是一種原始的心靈疏導。在平復自己的情緒，進行靈性的提升之後，確有一定成效。

醫學走向科學，人在自身和自然面前，永遠有著未知的東西。直到現在，醫療技術並不能治癒不少疾病。當遇到療病無法解決的問題時，把心靈疏導作為醫療運作之一，常常會有意想不到的成效。

④臨終關懷

臨終期間雖然療病不是主要任務，但醫療運作仍然繼續。立足於以人為本，在病者即將離世前從身、心、靈三方面對生命全方位的關懷：延緩疾病的惡化，減輕疾病帶來的痛苦，陪伴病人走完最後一程，消除對死亡的恐懼，平靜而有尊嚴地走向死亡。

其中更多的是心靈層面的關懷。醫者、家人的心靈疏導至關重要。

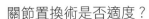 5. 另類醫療：為救人 試一試

身體出問題，發生疾病，採用具有合法性和科學性的無創或有創方法或方案來治療，這是主流醫療（main stream medical treatment）。

但在臨床實際中，很多病症尚不知曉，或不知其病因和病程；不瞭解如何應對，或療效很差。於是，另類醫療（alternative medicine），或補充醫療（complementary medicine）填補了主流醫療的缺口。與主流醫療相比，另類醫療在合法性（沒有經醫療管理部門正式批准）和科學性（沒有大數據比較的實驗證據）存有問題，但是對於一些病症有或大或小的療效，或者有病癒

的個案。

　　病人和家人對於是不是選用另類醫療，既有不切實際的幻想，也有左右為難的迷茫。不過較多的考量還是：為救人不得已，死馬當活馬醫。下面提供一些意見和建議，僅供參考。

　　1）**疾病性質**：那些醫學上已經清楚的疾病，有行之有效的應對之道，當然使用主流醫療。如果疾病屬於不治之症（包括無合適的治療方法，或惡性腫瘤晚期），為救人可以考慮另類治療。

　　2）**主流治療和嘗試成效**：經過正規治療沒有效果的惡性疾病（如腫瘤），可以考慮另類治療。

　　3）**對病人有正面效應**：這裏的正面不單指療效，更在於對病人的心靈產生樂觀向上和重燃希望的正能量。

　　4）**對特定的另類醫療有深入瞭解**：有三個瞭解、三個識別和三個避免：

　　　＊ 瞭解它的來龍去脈，識別是不是商業目的和言過其實，避免受騙上當；

　　　＊ 瞭解它的進行過程，識別是不是適合自己，避免與主流治療反向而行，幫了倒忙；

　　　＊ 讓主管醫生知曉、瞭解，進一步識別真假好壞，避免毒、副作用。

　　5）**對成效、結果的成熟考慮**：所謂另類、非主流，便是指成效和結果不確定，或者僅僅對少數病人有效，在使用前要有清醒的頭腦，與家人和醫生認真溝通後才作出成熟的考慮。決不能人云亦云，匆匆而上，孤注一擲。

　　不要把另類治療一棒打死。在醫療的發展路程中，所有的療法都是從不瞭解到瞭解，從不成熟到成熟。在各種療法的科學實驗和臨床使用漫長路徑中，許許多多的醫療方法經受反復檢驗，才修成科學性和合法性的正果。一開始它可能也只是另類療法。更何況，用另類療法常常也以人為本：為了救人（身體治療上試一試）和助人（心靈撫慰上幫一把）。

2-03 醫療的循證 ——雙盲對照 科學決策

☆醫療實際運作中，病人面臨大小抉擇。對一些重大的診療作出決策是看病中的大事。不管醫方還是病方，決策中考量之基石是所握證據的科學性。由此而生的循證醫學，遵循所獲取的五級科學證據的主次、重輕，來確定醫療方案的科學性，雙盲對照臨床試驗是其核心。病人及家人面臨醫療決策的路線圖：有人決策，積極參與，先做功課，科學採證，另類方案等。

🌱 1. 醫療中面臨抉擇：醫療決策

上一課中提及，判斷醫療是否適度時，病人和家人必須通過懂醫識病，學會一定的分析能力。

在醫療運作中，不僅僅醫方，其實患方也面臨大大小小的抉擇，需要作出正確的判斷和決定。如果是小的抉擇，比如降脂藥選哪種，飲食如何控制，何時需換藥，間隔多長時間覆診……，病人一般聽從醫生和醫囑。

哪些需要在醫療運作中作大的抉擇？比如出現下列情況：

1）有些特殊診斷手段：檢查有創傷或風險，或價格較昂貴，或可做可不做，為了明確診斷需要做穿刺、活檢或手術等；

2）有些特殊治療手段：重大毒、副作用的藥物，輸血，較大的或有風險的手術，作嘗試但成效尚不確定的治療，需要自己出錢的診療材料等；

3）有些特殊狀況：病人死亡風險大但目前治療無成效時，重病孕婦分娩時，病方要求放棄昂貴的治療時，病方因為惡性疾病要求放棄搶救，病情危重時病方要求轉院或者出院等。

醫療決策（medical decision）便是在上述狀況下，醫院和醫生提出有關診療的建議和方案，讓你做出是與否的抉擇，需要簽署《同意書》或《協議》。是看病（特別重、危疾病）中一件大事。

🌱 2. 決策中醫方考量：法律→科學

所謂決策，便是醫、患一起從可以採取的方案中選擇出來最佳方案，以期最大限度地避免臨床實踐的失誤，達到診療的成效。

因為醫療不確定性，決策中選擇的方案肯定存在一定風險，需要醫患雙方一起承擔，簽署是為了具有相應法律依據。只有過了這一步，醫療運作才能繼續下去。基於法律角度考慮，實為必要。

其實在美國和西方國家，患方簽署相關的《同意書》或《協議》已成常例。密密麻麻幾大張要簽字，司空見慣。

除了法律的考量，醫方為決策而提出的最佳方案，或最適方案，本應出於醫療本專業的科學性，這才是醫療決策的核心。不過當前大多國家、地區的醫方在決策中考量的順序是先法律後科學。如何科學循證，下面再述。

🌱 3. 決策中病方考量：倫理→科學

病方在醫療決策中常把一些非科學的問題如倫理、家庭關係、財務支出等置於考量首位：

1）救活機率有多大？小輩盡力了嗎？——怕人閒話。

2）處理太積極，萬一出事，誰負責？——怕承擔責任。

3）管它多少錢，都要試一試？——怕被說不孝。

4）目前花費多少？後續要多少？——怕負擔不起。

往往容易忽視醫療專業本身的診斷、治療、預後等問題，忽視決策的科學性。關於科學循證，下面再述。

🌱 4. 決策中病方弱勢：轉變靠己

病方在醫療決策中常常處於弱勢，原因是多方面的：

1）不懂醫少識病，醫療知識貧乏，對於醫方提出的專業性較強的建議和方案不瞭解，不明白，難提問，難選擇，是弱勢的首要原因；

2）病方眾多家屬，內部不易協調；

3）病方對醫方的建議和方案不信任，從壞處去想、去說；

4）費用支出常常會影響病方在決策中的眼光。

重要醫療問題的決策過程不應成為只是醫生說病人聽，病方要把它當作一個極佳的機會：可以有完整的時間與醫生面談診斷和治療；可以比較全面地瞭解明白目前的實際病況；可以面對面提出病方的困惑、顧忌、困難，尋求明白的答復；可以相互一起直接交流意見和選擇方案。

病方還要使決策成為自我學習機會：預作一些知識上補課和懂醫識病的努力，以便在醫療決策的商討中，不僅形式上與醫方平起平坐，同樣在理念、思路和知識上與醫者接軌相通。病方在醫療決策中的弱勢要靠自己改變。

🌱 5. 決策中科學依據：循證醫學

循證醫學（evidence-based medicine，EBM）即遵循證據的醫學或醫療，是上世紀九十年代後在全球範圍迅速發展起來的一種全新的臨床醫療模式和重要的醫療思維，其基礎是科學性。

傳統醫學以經驗醫學為主，即根據非實驗性的臨床經驗、臨床資料和對疾病基礎知識的理解來診治病人。而循證醫學重視的是證據。

循證醫學的核心是在醫療決策中將最重要的三個因素相結合：

1）臨床證據：運用最新的臨床研究各項證據；

2）個人經驗：醫生長期行醫中的臨床經驗；

3）患者的實際狀況：充分尊重患方的價值觀和意願。

遵循所握有的科學證據之主次、輕重，確定醫療方案的科學性，由醫患雙方共同作出決策，將醫療運作進行下去。

🌱 6. 循證中核心思路：雙盲對照

如何通過實驗判斷診療手段是否有效？如何通過比較獲取可靠的臨床證據？必須避免判斷中三大影響：疾病自癒、安慰劑效應以及醫生主觀偏見。

隨機雙盲試驗（randomized control trials，RCT）砍掉了很多虛假的診療方法。不管在動物實驗得到怎麼良好的數據，不管實施多少年或有多少文化支撐，只要在人體隨機雙盲試驗中被證明無效，就是科學宣佈了無效。它成

為全球公認的科學實驗方法，也是循證醫學的核心思路。

用三個組成成分來說明為什麼這個臨床試驗可以成為證據的科學依託。

1）雙盲：指醫生與病人都不知道使用的是試驗藥還是對照安慰劑。試驗者與受試者雙方都不知道誰是用藥組，誰是安慰劑對照組，去除了雙方主觀偏見，最終對試驗結果的判斷更具客觀性。

一般臨床試驗採用雙盲法。在實行雙盲法有困難時才採用單盲法，即醫生知道分組狀況，但病人不知道。

2）隨機：病人分組是隨機的，或病情、年齡、性別相匹配的病人各組平均分配。可以有效避免病人由於病情輕重或個體差異導致的效果差異。

3）大樣本：受試和對照的病人的數量有足夠多，統計結果才能稀釋掉那些特殊狀況的病人，也更能逼近真實的情況。

7. 循證中五大證據：高低級別

科學證據是循證醫學的基石和本質所在，包括有五大證據，但是它們在醫療決策中的科學地位佔有不同的高低級別。

循證醫學的科學證據的品質先後經歷多次設計。目前通常使用並比較易懂的有下列五種。以它們在證據中處於級別的高到低簡述在下：

1）一級證據（很可靠，金標準）：根據多個大樣本的隨機對照雙盲臨床試驗，作出系統性評價或薈萃分析；

2）二級證據（較可靠，常使用）：單個的大樣本的隨機對照臨床試驗；

3）三級證據（可靠性一般，可以採用）：沒有使用隨機分組的大樣本對照臨床試驗，或隨機對照臨床試驗但樣本不夠大；

4）四級證據（可靠性較差，供參考）：沒有對照的臨床病例觀察；

5）五級證據（可靠性最差，僅參考）：限於個人經驗和觀點。

循證和決策中採用上述證據時，注意四個原則。

其一，上述分級從上往下，證據力度逐級降低。專家為解決某臨床診療問題時，選擇和提出可供選擇的方案時，會盡可能參考等級高的證據來源。

其二，所謂系統性評價或薈萃分析是指對於多個隨機對照實驗的系統評價，即醫學文獻的綜述。不過，有的文獻綜述不夠客觀和完整，會產生誤導。

其三，一般的病例觀察在國內外的臨床研究中佔的比例最大，這樣的證據可靠性差，僅供參考。

其四，某醫生本人臨床經驗或一家之見，在無其他證據可用時才參考。

🌱 8. 醫療中病方決策：怎麼去做

理解本課上述一些知識後，病人及家人在面臨醫療決策時應當明白怎麼去做。下面列出實用路線圖，供讀者參考。

①有人決策

醫療決策時病人及其配偶應當是頭號決策人（簽署者），他們的父母和子女居其次，旁系親屬不必參加。基於病人危重失去意識，或病人年幼，或家庭特殊情況考慮，有時病方必須確定一位主要決策人，群龍有首，並在醫療決策中始終具有病方的最終決定權。切忌一擁而上，七嘴八舌。

②積極參與

肯定地説，這是你在看病中最重要時刻，最合適機會，最能夠瞭解醫生意見，也最能表達自己的意見。

避免你説我聽，只聽不説，唯唯諾諾，對牛彈琴，結果必然走過場。

注意態度，心平氣和，有話好好説，有事好好商量，目標一致都為病人，沒有什麼解決不了的矛盾。

③先做功課

疾病的專業知識，以及醫療決策、循證醫學的觀念，有不少醫學知識。必須花點時間，學些知識，預作準備，否則怎麼討論，如何決策？

疾病本身的來龍去脈，可從有關專家的科普文章中去找，必要時看一看專業教科書，至少也要在百度、Google 上搜索一下。

該疾病臨床研究的綜述不易找到，刊在專業期刊上，有的英文版。推薦你去醫學圖書館找，看一看近幾年《國外醫學》中文期刊，分各專業分冊。

④科學採證

重大醫療決策時對醫方提的每個方案，必須問清楚，根據循證級別高到低作出判斷。如果沒有聽清或聽不懂專業用詞，可要求用聽得懂的話重複。

如果在聽清楚的前提下對於這幾個方案仍有疑惑和問題，可以要求待考慮後再談（疾病危重時不能）。當然接下來你必須快做功課。

⑤另類方案

有的難治疾病或疾病晚期，可採用的方案寥寥無幾。是不是試一試級別靠後證據的治療方案甚至另類方案？因為風險大無把握，大多醫生望而卻步。但是，有時責任心強的醫生會提出願意一試。你怎麼辦？

如果你對這位醫生的醫德和醫術都肯定和信任，做還是不做的決策必須由你自己把握，這是一次博弈。如果確定做，責任雙方承擔，以你為主。

2-04 醫療的局限 ——力爭可能 難免失誤

☆醫療是一種充滿未知、尚不完善的科學。醫療方法的肯定和確立只是基於臨床實驗中顯示的比例較高的一種可能性。人體、自然、環境、致病原、藥物等變數使得醫療具有高度的不確定性。因此在醫療運作的天平上始終存在著力爭可能與難免失誤這兩個端，從而造就醫療之局限和無奈。在醫療運作中合情、合理、合法地面對醫療失誤。

🌱 1. 醫療的科學：充滿未知

問世才千年的科學推動醫學發展功不可沒。科學家認為，當代科學對人、事、物的認識不及 5%，充滿未知。醫學和醫療也是如此。更何況至少長達五千年的醫學不只是由科學組成。

如對人體、疾病、病原體等的未知多於已知，大量問題醫學還無解；

如現代醫學發現和命名了三萬多種疾病，可作治療的只有一萬多種，其中可以完全治癒的少之又少；

如新的疾病還在不斷出現，不斷發現，疾病譜在快速發生變化；

如目前醫療手段和設備還無法發現一些前期、早期或症狀不明顯的疾病；

如在西方發達國家，臨床已知疾病的確診率也不到 70%……。

儘管近期在新技術介入下醫療進步神速，但是它的不完美和不完善將持續相當長時間，需要知曉，並學會坦然面對。醫療是有局限性的科學，所以不能過分依賴醫療：

1）疾病的不少預防和治療需要依靠我們自己，包括心靈調適、公共衛生、環境保護、生活方式等，醫療只是其中之一；

2）醫生和醫療不能包治百病，實際上很多病主要依靠自身免疫力戰勝；

3）不把醫療當成解決一切健康問題的法寶，不把醫院當成包治疾病的完美天堂，不把醫生當成背負一切醫療責任的萬能機器；

4）人在自身和自然面前，永遠有著未知的東西，所以當醫療遇到不能解決的問題時，人們仍然會求助於其他。

🌱 2. 醫療的實驗：只是可能

西方譽為現代醫學之父的加拿大醫生威廉 · 奧斯勒（William Osler）曾有一句名言：「醫學是不確定的科學與可能性的藝術」。依託現代醫療的臨床實驗確實是一種「可能性的藝術」。下面以隨機雙盲臨床試驗（見上課「2-03 醫療的循證」）做一個實例分析。

試驗一種名為 CH 的治療方法是不是有效。病人隨機分二組，完成試驗後，把對照組（只用安慰劑）與治療組（使用 CH）中結果有效的病人數分別計算出來。把二組的有效比例經統計學處理，比較二組結果：如二組之間有顯著性差別，表示治療方法 CH 有效；如差別小（無顯著性差別），表明 CH 無效。

1）用了安慰劑後對照組中也有小部分病人病情好轉了，顯示不用 CH，疾病也會好轉，只是這種可能的比例較小。

2）用了 CH 後治療組中病人大部分（不是全部）好轉了，顯示用治療方法 CH，疾病好轉，這種可能的比例較大。

3）用或不用 CH 都有好轉，比較的只是可能性大和小（顯著性差別）。

由上可知，不管診斷還是治療，醫療上某一種已經肯定、確認的方法，只是一種可能性。即對大部分病人有效（可能性大），而對小部分病人無效（可能性小）。所以文獻和論文常常採用「可能」、「大多數」、「通常」、「也許」等似乎含糊的詞語，來評估實驗所得的陽性結果，因為結果顯示的只是一種比例較高的可能性，並不是百分之百的確定性。

懂醫療必須懂得，臨床應用的診療方法其實只是一種可能的有效。

🌱 3. 醫療的多變：不確定性

除了上述醫療的有效性只是佔一定百分比的可能性之外，懂醫還必須懂得：醫療千變萬化，存在著高度的不確定性，導致的因素不少。

①醫療與時俱進

在科技推動下醫療以加速度不斷更新，即使三、五年前資料，也有可能過時。這就是為什麼醫學醫療教科書一般三、五年需要改寫再版。

醫學上某種手段和藥品常常必須經過多年甚至數十年的研究和實際應用，才能確定它的成效和風險。以 1898 年上市的老藥阿士匹靈為例：

1）很漫長時期用於解熱、鎮痛和抗炎；

2）後來發現在體內具有抑制血小板功能的作用，臨床上開始用於心腦血管疾病的防治；

3）發現小劑量，每天一次就有作用，便廣泛用於心腦血管疾病預防；

4）2014起陸續發現能減少癌症發生幾率，如胃癌、腸癌、食道癌；能降低癌症死亡率，如乳腺癌、前列腺癌和肺癌；

5）有研究說，至少要服用阿士匹靈5年以上，才能看到抗癌的影響；

6）因為導致人體內出血病例增多，而年齡越大內出血可能越大，於是能否長期服用，引發爭議……。

長庚醫院創辦人王永慶先生對於醫療發展曾說過：「我們也必須深刻體認，由於外在環境條件不斷在變動，隨時隨地都有可能產生新的挑戰，所以任何人都不應該滿足於現狀。」

②個體差異性大

人與人的基因相差不到1%，但是各人的差異卻如此之大。

1）**心理反應的個體差異性**：個體差異體現在心理上可歸結為兩個方面：個性傾向差異和個性心理特徵差異。這些差異既影響個體發育，更影響疾病發展以及臨床治療與康復。

2）**對疾病反應的個體差異性**：如典型的細菌性痢疾特點是腹痛、腹瀉、膿血便、裏急後重等；但臨床實際中嚴重的中毒性痢疾有時一次大便也沒有。如典型的大葉性肺炎表現為高熱、寒戰、咳嗽、鐵銹痰等；但臨床實際中老年人肺炎往往發熱不明顯，咳嗽也不重。

3）**藥物作用的個體差異性**：有高敏性、耐受性、特異質，使得有些人對某種藥物的反應和副作用有不少差異。

生命還在進化，每個生命及其器官、細胞也在不斷變異。

③致病因素變化，病原體變異

隨著自然和環境的變化，致病因素、危險因素和病原體也在不斷變化，特別病毒善變異。這樣使得診斷和治療上難以按常規一概而論，一律應對。

④藥物的抗藥性

在治療過程中，病原體及腫瘤細胞等會發生對化學治療藥物敏感性降低。當藥物不能殺死或抑制病原時，等於治療失敗。比如以前結核病、瘧疾有特效藥治療，現在抗藥性越來越強，治療越來越困難了。

因為醫療具備不確定性，許多問題並沒有絕對化的結果，許多事情超出醫生和患者的把握能力，許多意外沒有人能事先預知。

🌱 4. 醫療的無奈：成效局限

醫療的科學性顯示，醫學不完善不完美，很多未知數，有待發展。

醫療的實驗性顯示，診療方法再好再有效，也只是可能，非百分之百。

醫療的多變性顯示，人體、自然、環境、致病原、藥物等變數很多。不確定性大，有效性會打折扣，醫療實際中有時很難適應這樣的複雜性。

懂醫，必須懂得醫療的無奈和無作為，世上沒有包治百病的仙丹，醫療不可能成為治病救人的定海神針，至少現階段是如此。

懂醫，必須懂得人體器官功能的終結是無可避免的自然現象。死亡是生命必然發生的最後一幕。坦然面對死亡，像黃昏落日必將面臨黑夜一樣。

明白醫療運作的天平上有力爭可能與難免失誤這兩個端，造就了醫療之局限和無奈，進而明白病治不好，命救不活的科学本質。

醫生越老越有經驗，為什麼反而越膽小謹慎呢？因為在長期醫療實踐中經歷很多複雜問題，深深懂得醫療的局限和無奈，稍不留意就難免失誤。

🌱 5. 醫療的反省：面對失誤

①醫療不良成全球短板

除了不發達窮國和戰亂地區，沒有基本醫療，缺乏起碼藥品，疾病流行，死亡率攀升，醫療不良已經成為全球性的問題，百姓怨聲連連。

香港地區民眾對於公立醫院的服務不良和私家醫院的費用昂貴意見頗多。中國內地大城市大醫院人滿為患，醫生看一位病人只有幾分鐘時間，看病難看病貴影響農村民眾的健康，醫患對立嚴重。美國的醫保制度變來變去，至今還有不少民眾沒有醫保，醫療費用年年漲價，沒有醫保的人看不起病，有醫保的人也要自付越來越多的共同支付（co-pay）。

②醫療不良的醫方原因

1）**分科細看病難**：隨醫療專業知識深化，分科越來越細。病人看病無所適從，有時被不同專業的醫生來回「踢皮球」。也有些醫生因專業太細，

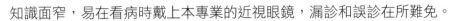

知識面窄，易在看病時戴上本專業的近視眼鏡，漏診和誤診在所難免。

2）**開檢查看報告**：醫療技術突飛猛進，實驗室和儀器檢查越來越多，使得部分醫生診病越來越依靠化驗、檢查。看病成了開檢查－去檢查－看檢查了。眼中只有報告和數字，沒有病症和病人，病怎麼看得好？

3）**見疾病不見人**：在診療思維上，守細微而忽整體，看表面而棄內質，重身體而輕心靈，導致診療的過度和走偏，甚至病治了，人沒了。

4）**重個人輕團隊**：由於利益分配上傾向個人，致使會診、合作、協助的團隊精神萎縮，醫療品質降低。

5）**商業化勢利眼**：醫保機構為了保障商業贏利，僱傭學業背景低、沒有醫療經驗的醫生或註冊護士，把牢家庭醫生和普科醫生第一關，力圖少檢查、少化錢。而有些私家診所則為了謀利而過度檢查和治療。

③**醫療不良的病方原因**

醫療本身並非盡善盡美，病人和家人如果能夠好好配合醫方，一加一大於二，有望改善醫療。但是由於不（少）懂醫，不（少）識病，導致對醫療和醫生的誤解，反倒誤上加誤，加重了醫療不良。試舉四種誤解。

1）**盲從中看醫療**：在醫療運作始終，處於完全「受」的被動狀態，聽從一切，忍受一切、接受一切，朦朦朧朧看病，糊裏糊塗診療。

2）**錢眼中看醫療**：看病按物論價，醫療運作被疑為攢錢贏利。自以為出錢買服務，對醫囑、會診、醫療決策不以為然，隨意更改。把醫生治病開方當作商場挑選商品。在價高才質優的心病下，甚至不用所謂價低的「差藥」。

3）**自我中看醫療**：就診時説話多，無主次重輕，一大堆病症，一大堆要求，醫生無可適從。與上相反，不願多説病史，不願出示以前檢查結果，本意是試試醫生本事，結果反使看病走彎路。同樣病症四處重複看病，重複檢查，重複開藥，本意為了比比醫生高低，結果反多化錢，多費精力，事倍功半。

4）**輕信中看醫療**：愛道聽途説，相信「某病人用了某法治好某病」，於是堅持自己也要使用這種療法。偏聽偏信，輕信言過其實的廣告、起死回生的「秘方」、天方夜譚的網傳……與上相反，還有些病人不學知識，不懂醫、病，卻成為自稱「網路醫生」的粉絲，人云亦云，不問為什麼，過河不摸石頭。

④醫療過失與醫療事故

醫療過失與醫療事故為性質不同兩類醫療糾紛，認定的依據如下：

1）**過失的違法性**：醫方的行為有沒有違反了醫療衛生管理法律、行政法規、部門規章和診療護理規範；

2）**造成患者人身損害**：有沒有傷害患者的主觀故意，客觀上有沒有對患者產生人身損害的實際後果；

3）**過失行為與後果關係**：兩者之間是不是存在確定的因果關係。

⑤合適面對醫療糾紛

一旦遭遇醫療失誤和醫療糾紛，如何合適應對？兼顧情、理、法。

1）**合情**：如失誤較小，也無損傷，醫方又沒有刻意隱瞞，並作真誠道歉，患方理解到疾病的治療不總是以醫生的意志為轉移，以及醫療的局限性和高風險，願意寬容化解。也有利於下一步的醫療，甚至可能投桃報李。

2）**合理**：充分理解醫療的局限和無奈導致醫療運作的風險。在民事活動中一般主張「誰受益，誰來承擔風險」。醫療活動中患者是受益人，理應由患者來承擔治療相應的風險。如果屬於事故還是應當依法解決。

3）**合法**：應對醫療事故，依法律解決為好，要就事論事，避免意氣用事，更不能使用在醫院鬧事和打罵的方式。

讀後提要

- ♥ 三級預防的理念把醫療過程擴伸到發病之前和發病前期、初期、早期，使得醫療成效有了決定性的提升。

- ♥ 零級預防的理念是進而對全人群作出干預，消除發病因素和危險因素的發生和流行，把應對和防備疾病的堤壩更前移到疾病的源頭。

- ♥ 康復的理念把醫療過程進一步擴伸到疾病治癒之後，著眼於病人從生理上、心靈上全面回復到正常人。

- ♥ 另類醫療為救人在治療上試一試，為助人在心靈撫慰上幫一把。

- ♥ 醫療過程的擴伸使得醫療對象全覆蓋，目標大提升，成效高水準，以人為本深入醫療具體運作中。

- ♥ 循證醫學的核心科學思路是雙盲對照臨床試驗。

- ♥ 醫療決策遵循可獲取的五級科學證據的有主次之分：一級證據為多個大樣本隨機對照雙盲臨床試驗；二級證據為單個大樣本隨機對照臨床試驗；三級證據為沒有使用隨機分組的大樣本對照臨床試驗；四級證據為沒有對照的臨床病例觀察；五級證據限於個人經驗。

- ♥ 醫療的科學性、實驗性和多變性決定了醫療的局限和不足，醫療運作的天平上始終存在著力爭可能與難免失誤這兩個端。

Part 3

醫生之道：
懂得醫生的本來面目

主要內容

懂醫生，先要還原醫生的本來面目，從他們的學制、學位和職稱、職務開始瞭解。比較美國、香港、中國內地的醫學教育制度和醫療體制，有助於弄清不同地區、不同醫生的不同本事。

先對自己或家人的病症有一個初步的辨別、瞭解，明白需要選擇哪一個對口的專科，選擇對於哪一類疾病頗有專長的專家。根據需要，先選對，再選好。

由醫術和醫德出發，解述看病時如何選好醫生的攻略。

醫生有救死扶傷的責任，並非白衣天使；醫生也會有缺失，但絕非害人惡魔。

平心而論，醫生只是一個普普通通的人。懂得醫生也是人，理解、尊重、信任醫生，才能與醫生合力抗病。醫患之間要建立合作型相處模式。

醫生行醫有基本套路，此乃醫生的吃飯本領。懂得醫生診斷和治療的套路，目的在於暢通自己的看病之路。

3-01 醫生的本事 ——美港中國 學制職稱

☆醫生這件白大衣怎麼穿上的？醫生身份和稱呼也好，光環也好，是怎麼來的？懂醫生的本事，開始於瞭解他們的學制、學位和專業職稱、工作職務。美國、香港、中國內地的醫學教育制度和醫療體制有同有異，進行實事求是的比較和討論，有助於弄清楚不同地區、不同醫生的不同稱呼和本事。

1. 美國醫生之學制、學位、職稱

①醫學院入學
醫學院入學競爭激烈，錄取率僅 5% 上下。入學基本要求：

1）必須有四年的大學本科學歷，也就是大學本科畢業後才能去考醫學院，而且要有必修學科的學分以及很高的各科平均成績（GPA）；

2）通過醫學院入學考試（MCAT）；

3）往往還需要先做些研究工作，隨後請教授寫推薦信。

②就讀醫學院
1）先學習二年基礎知識，二年級結束時，需參加美國醫生執照考試第一步（USMLE Step 1）；

2）考試通過後繼續就讀，再學二年臨床理論課程和接受臨床見習輪轉；

3）四年學完後參加美國醫生執照考試第二步臨床理論部分（USMLE Step 2 CK）以及美國醫生執照考試第二步臨床技能部分（USMLE Step 2 CS）。

③畢業學位
1）MD（doctor of medicine）：順利完成四年學業和考試後授於 MD，即臨床醫學博士學位，從醫學院畢業。

2）Ph.D（doctor of philosophy）：雖然同樣可以稱之為博士（doctor），但是 Ph.D 與 MD 不同。Ph.D 是科研型醫學博士，主要進行醫學科研方面的學術研究而獲學位。沒有參加USMLE考試和臨床見習，無法成為臨床醫生，畢業後主要從事醫學相關方面的基礎研究、教學等工作。

3）MD/PhD，雙博士：既培養醫生又培養研究人員的一種學位。本科

畢業後學習八年：二年在醫學院學基礎，四年去實驗室做研究，二年再回來學臨床。雙博士醫生很吃香，不過學習位置很少，每年不到一千名，競爭很激烈。

④住院醫師培訓

1）**申請住院醫師培訓並考核（match）**：學生自行申請各醫院相關學科的住院醫師培訓計劃，接受面試考核，競爭也很激烈，特別在醫學院附屬醫院和大城市有名醫院。住院醫師只是受訓者，不是受僱者。

2）**完成住院醫師培訓階段**：3～8年，不同學科時長不同，分三階段：
* 實習生 (intern)；
* 住院醫師 (resident)；
* 住院總醫師 (chief resident)。

3）**通過執照考試（board）**：培訓結束時，需參加美國醫生執照考試第三步專科醫生資歷證書考試 (USMLE Step 3)，如通過，獲主治醫師專業資格。

⑤開始專業行醫

終於修成正果，有頭銜、有執照、有本事。接下來自行選擇三條路：

1）**受僱去醫療機構**：開始醫療工作；

2）**自己開診所**：可以私人開業，做家庭科、全科、內科等；

3）**繼續專科訓練**：除了通過住院醫師培訓和 board 外，還有二個條件：做過該專科總住院醫師，以及達到該專科規定的工作（如主刀手術）的數量。還有必須參加和通過專科考試。完成專科訓練便可在該專科做專科醫師。

⑥外國學歷學位在美國認證

有外國醫學院學歷和學位，能不能在美國行醫呢？三個基本要求：

1）有經過世界衛生組織認證的某國醫學院的學歷，而且需要通過美國機構認證；例外的是加勒比海國家的醫學院，不需要 WHO 和美國機構認證；

2）通過 USNLE 三步考試；

3）在美國的醫院完成住院醫生培訓。

上述第二、三兩步的難度都很高，其中申請到美國醫院完成住院醫生培訓，更是難上加難。

⑦美國的另類醫生

1）DO（doctor of osteopathic medicine）：相當於骨科醫生，是美國

醫學院校為骨科醫學畢業生授予的專業學位，也是本科後讀四年，經住院醫師培訓，跟 MD 相當。DO 學位持有者可以參加 COMLEX 考試，通過後可以申請 DO 行醫執照，也可以參加 USMLE 考試，通過後可以申請 MD 行醫執照。

DO 有自己的認證管理機構，不歸美國醫療協會管轄，因此可自行決定擴大招生規模。在美國 DO 地位低於 MD，更多做家庭科、內科、兒科等。

2）PA（physician assistant）：醫師助理，本科後讀兩年獲碩士學位。

3）NP（nursing practioner）或 APRN（advanced practice registered nurse）：有碩士學位的護理醫師，擔當相近於醫師助理的工作。

PA 和 NP 理論上不是醫生，處方權有限，需在 MD 監督下行醫，但實際上很多地方只有名義上的監督。所以他們在美國也算是另類醫生。

⑧美國醫生的專業職稱和工作職務

美國專業醫生的職稱很簡單，只有主治醫師（attending）。凡是獲得美國的執業執照的醫生即為 attending。

必須注意，美國醫生執業執照只是由州政府頒發的法律證明，為醫生執業的合法依據（如電工、商販的執照意義相同），但不是醫生的資質證明。執照一般有效期僅 2 年，到期需申請延期，不需考試，執照在各州之間不能通用。

美國醫生的專業資質證書才是職稱證明，由民間醫療專業協會頒發，需通過嚴格的考試和審查。專業證書全國通用，有效期長，到期需通過考試延期。

住院醫師培訓畢業後，從州政府獲得執照，成為 attending。但必須再通過考試，拿到 attending 的專業資質證書，才可以在醫院或私人診所工作。

美國沒有副主任醫師、主任醫師的職稱。只有 attending，可翻譯成主治醫生或主管醫生，但是與中國的主治醫師不同：不僅僅資歷是美高於中，而且美國 attending 對自己主管的病人的診療具有充分的自主權，診療方案不被干涉，即便是科室主任、院長。

供職於大學附屬教學醫院的執業醫生只佔醫生總人數不到 10%。只有他們才有助理教授（assistant professor）、副教授（associate professor）和教授（professor）的教學職稱。除了醫療，他們還有科研和教學任務。

🌱 2. 香港醫生之學制、學位、職稱

①醫學院入學

完成香港中學課程的中學六年級學生參加香港中學文憑考試（HKDSE），成績優異者可以申請香港本地的醫學院。競爭激烈，入學不易。

②就讀醫學院

香港醫學教育為五或六年制。醫學課程由政府統一制定培養計劃。

1）前二年醫學生在大學本部就讀，完成基礎醫學課程學習。

2）從三年級開始，醫學生就會住進醫院的醫學生宿舍，開始臨床學習階段。

3）完成全部醫學本科課程之後，醫管局統一安排實習，以實習醫生（housemen）身份在醫院完成實習一年。

4）畢業可自動獲得香港醫生執業牌照（license of registration）。

③畢業學位

順利畢業的學生獲得內科醫學士學位（bachelor of medicine，MB），或外科醫學士學位（bachelor of surgeon，BS）。香港是英式醫學教育制度，不是美式的醫學博士，但與 MD 相對等。學位加上執業牌照，便可獨立行醫，不過只能做全科醫生（general practitioner）。

如果要成為專科醫生，再需經過六年專科駐院醫生培訓和考試。

④香港醫生的工作職務

此四類醫生名稱反映了職務，而非職稱：

1）**實習醫生（housemen）**：一年實習階段；

2）**駐院醫生（medical officer，MO）**：專科醫生還需六年專科培訓：

　　＊ 前三年在大內科或大外科輪轉；

　　＊ 三年內必須要通過皇家內科醫師學會會員（MRCP）或皇家外科醫師學會會員（MRCS）的考試；

　　＊ 然後申請進入後階段專科培訓；

　　＊ 培訓完成後通過皇家內科醫師學會專業（FRCP）或皇家外科醫師學會專業（FRCS）的考試，才能正式成為專科醫生。

至此已達到內地低年資專科主治醫師的資歷。

3）**高級醫生（senior MO）或副顧問醫生（associate consultant）**：相

當於內地高年資專科主治醫師和副主任醫師的資歷。

４）**顧問醫生（consultant）**：最高級別的醫生，職稱上相當於內地主任醫師的資歷。但是職務上一般是科室主任，每個科室只有一位。

⑤**香港執業醫師資格考試（LMCHK）**

香港本地大學醫學院畢業的學生，在完成醫學院課程和規定的 12 個月住院醫師培訓後，即可成為正式的註冊醫師。

香港本土之外的醫生必須符合一定條件，才能參加香港執業醫師資格考試。考試包括專業知識、醫學英語技能及臨床等三方面內容。

⑥**中國內地學歷學位在香港行醫**

必須具備下列四條件，才能參加香港執業醫師資格考試：

１）畢業的醫學院校是香港醫療委員會認可的；

２）醫學院本科為全日制，不少於五年學制；

３）至少有一年醫院臨床實習的經驗；

４）持有中國內地臨床執業醫師的執業證和資格證。

通過考試後還須完成為期 12 個月的住院醫師培訓，方可成為正式的香港註冊醫師（相當於中國內地的住院醫師、全科醫生）。

3. 中國內地醫生之學制、學位、職稱

①**醫學院入學**

中國內地通過高考，醫學院從高中畢業生中招收優秀學生。2017 年國務院發佈推進醫學教育改革的意見，確定了：統一實現一本招生（重點本科生），提高生源品質；嚴格控制高職（大專）臨床醫學專業招生規模，轉成為農村基層培養助理全科醫生；鼓勵名牌重點大學適度擴大本科醫學專業招生。

②**就讀醫學院**

以五年制學制為主。前二年完成基礎醫學課程學習。從三年級開始，醫學生開始臨床學習階段，包括做臨床實習醫生。

③**畢業學位**

由於學制不一，畢業後所獲學位也不一樣。

１）**五年、六年學制**：獲得醫學學士學位。

2）**七年學制**：獲得醫學碩士學位。2015 年開始全面停招，原來的七年制學生將轉型為五年臨床醫學本科教育和三年住院醫師規範化培訓的模式。

3）**八年學制**：獲得醫學博士學位。

④**執業醫師資格考試**

分為臨床、中醫、口腔、公共衛生四類。具有高等學校醫學專業本科及以上學歷，並在醫療、預防、保健機構中試用期滿一年，可以參加考試。考試成績合格，取得執業醫師資格，並獲醫師執業證書，可以從醫。

⑤**住院醫師規範化培訓**

新從事臨床工作的本科及以上學歷醫學專業畢業生必須接受三年住院醫師規範化培訓，完成後獲國家級住培證書。

上海市試行住院醫師規範化培訓與臨床醫學碩士專業學位銜接，住院醫師招錄和碩士學位研究生招生結合，培訓對象具雙重身份，受高校和培訓醫院的雙重管理，畢業時候四證合一（學位、學歷、執業醫師和住培證書）。

⑥**中國醫生的專業職稱**

1）**初級**：醫師，或住院醫師；

2）**中級**：主治醫師；

3）**副高級**：副主任醫師；

4）**正高級**：主任醫師。

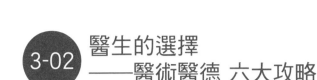

3-02 醫生的選擇 ——醫術醫德 六大攻略

☆看病時選醫生重於醫術和醫德。醫術，醫生的本事，開始於他們的學歷、學位和專業職稱、工作職務。上一課瞭解了美國、香港、中國內地三類不同的醫學教育和醫療體制。本課由醫術和醫德出發，從病方的視角作出評估和判斷。在此基礎上，解述看病時如何選對、選好醫生的六個攻略。

🌱 1. 醫生的醫術之評估

瞭解了學歷、學位、職稱等，評估醫生的醫術高低有一些客觀指標。

①從職稱和職務看醫術

美、港、中三地專業職稱和工作職務的授予有不同，要有差別地作出評估：

1）在美國，專業職稱只有 attending，還要考慮工作職務和年資；

2）在香港，工作職務的高低大致反映了醫術；

3）在中國，專業職稱與工作職務常不一致，有時專業科室的主任不一定是主任醫師，反之某科主任醫師不一定是科主任；

4）在三地，不同級別醫院的同級職稱或職務，他們的醫術不一定有可比性，級別較高的醫院同樣職稱的醫生，技術能力往往更勝一籌；

5）醫學院附屬醫院或掛鉤教學醫院才有相應教學職稱：講師（助理教授）、副教授、教授。在內地兼有教學職稱者比同級醫療職稱的技術水準略高。

6）在中國內地，職稱評定時有名額比例，還涉及人事關係、發展需要、人才引進等多種影響因素，所以有的醫生的實際專業水準和技術能力高於職稱，或者反之。不要讓職稱高低而一葉障目，選錯醫生。

②從學位看醫術

1）在美國，有 MD+PHD 的醫生一般不簡單，在本專業的一個方向，有更深入的造詣和能力；

2）在中國，有臨床醫學博士等高學位的醫生，與上類似；

3）有國外留學經歷，有本專業更寬廣的國際視野；

4) 醫療是應用性科學，看學位和有無留學背景時不能離開臨床工作經驗。

③從實際經驗看醫術

醫術常基於長期臨床工作經驗的積累。還要看醫生進入這個專業和這項醫療新技術的時間長短，以及診療病人的多少，而不單是做醫生時間的長短。瞭解這些資訊要下點功夫。

④從年齡看醫術

1) 小病可以選擇中級職稱的青中年醫生，他們年富力強，反應快，對新的醫藥資訊比較瞭解，一般疾病能夠勝任。

2) 難診和難治的疾病可以選擇 40 歲以上的醫生，一般已有副高以上職稱。

3) 需要手術可以選擇年齡在 40 ～ 55 歲，臨床經驗豐富，精力充沛，處於外科醫生的黃金時期。

🌱 2. 醫生的醫德之判斷

醫德與醫術通常相得益彰。筆者在幾十年臨床工作中觀察到，不少老師和同事對病人富有愛心和責任，同時也有高超醫術。因此，如遇到有愛心的三種顯露時，大致可判斷為認真負責、值得信賴、有專業水準的好醫生：

1）十分關懷和照顧年老、幼小、體衰或身心缺陷的病人；

2）十分和藹、可親、耐心地應對那些不善言語，文化較低，交流不良的病人，不急躁、不責備；

3）如果診斷不明，或治療不定時，不作推諉，不裝糊塗，不模棱兩可，說明正反，實話實說，承擔責任。

雖然筆者不希望大眾把醫生整體當成無所不能的天使，但不管哪裏，確實不乏這樣的好醫生：滿溢天使般愛心，助人為樂，德技雙馨。他們充溢著救人的使命和為善的靈性來學醫、來行醫。請看病時留意，不要錯過！

醫德天秤的另一端時常是金錢，此上彼下。所以對於醫生醫德判別的另類方法是觀察他對於金錢的追求。醫療運作的順序：治病救人第一，收取報酬屬第二。假如兩者先後倒轉，醫德有問題了，醫術是否可靠？在私人診所和私家醫院，這樣的事發生率較高些，更須關注。

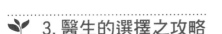

3. 醫生的選擇之攻略

①**據病症對口：懂醫識病**

看病選擇醫生前首先要對自己或家人的病症有一個初步瞭解，才能明白需要選擇哪一個比較優秀的專科、對於哪一類疾病頗有專長的專家。否則醫生再「好」，無助於你的病症。先選對，再選好。

怎樣對需要看病的自己病症有所瞭解？如何把病症對口到看病醫生的專業能力？前提是識病，在本冊後面「Part 4 病症之術」和「Part 5 病徵之術」中都有簡要敘述。

②**查專業背景：做點功課**

對於醫生專科所屬、專業能力的瞭解務必花點時間，做點功課。

1) 搜索醫生所在醫療機構的網站，從《就醫指導》、《學科介紹》和《專家介紹》中，可以看到：本專科的先進地位和技術特長、醫療團隊的構成，醫生本人的專業特長。

2) 從醫學新聞中描述的學術活動、授獎中瞭解醫生的更多專業資訊。

3) 從相關醫學專業學術團體的會刊和專業期刊上找到該醫生發表的專業論文或科普文章，瞭解他的專業學識和水準。

4) 有時在 Google 和百度上也能搜索到相關資訊和資料。

5) 通過熟悉的朋友、該醫生的同事以及該醫生的病人作瞭解。

③**重專業醫術：不拘一格**

找最合適你特定病況需要的醫生，最重要還是在對口專業醫術的一技之長。不必拘呢於職稱、學位、年齡、地位等。有些醫生兼任行政職務，或有不少社會兼職，或經常在公眾、媒體上露臉，在耗時於非專業工作後，有多少精力用來提升專業醫術？

④**看實際需要：不隨大流**

人性的一個弱點是從眾隨大流，看病時常常發生對某名醫搶號看病，等待和耗費長時，結果不符自己病症需要，大失所望。有位專家在胃鏡下行膽道手術有獨創技術，結果胃和腸有病症的患者也蜂擁而至，就診和做鏡都要等上數周。而胃鏡、腸鏡方面頗有技術能力的另外專家卻病人不多。

⑤**要實事求是：可獲得性**

選對醫生，必須正視資源可獲得性。美、港、中都有首屈一指的醫院、

科室和大醫、名家。但這些資源或極難獲得，或花費甚大，或遠水救不得近火，就沒有意義了。不把大量的精力和時間浪費在舟車勞頓及排長隊上。

⑥析態度好壞：做重於說

對病人說什麼話，如何表達關懷，怎樣解釋病情，確實是醫生應修煉的本領。這方面美國醫生做得很好，看病時讓病人感覺和藹可親。卻是中國內地醫生的短板，當然平均三、五分鐘的診病時間，確難說很多話。

不過從選擇醫生的角度來看，更重要的是醫術。病人對醫生好差的感覺常常偏重於他的態度，要糾正這樣的偏向。如果個別醫生把很多精力放在用言語應付病人，話好聽，病卻看不好，甚至空話連篇、推諉責任、避重就輕，這不是你要選的醫生。

3-03 醫生的為人
——不是天使 絕非魔鬼

☆古人云：不為良相，當為良醫。醫生，多高的智和能呀！多數人崇敬醫生：社會精英、知識白領、專家大師。有人認為，醫生既為救命天使，理應服務大眾，對病負全責。少數人還說，醫生為了賺錢，不惜過度診療。平心而論，醫生只是一個普普通通的人。懂得醫生也是人，理解、尊重、信任醫生，才能與醫生合力抗病。醫患間要建立合作型相處模式。

🌱 1. 醫生救死扶傷，但不是白衣天使

美國的醫學生誓言：我會奉獻自己的一生為人類服務。我會給予我的師長應有的崇敬和感恩。我會憑我的良知和尊嚴行醫救人，病人的健康將會是我首要的顧念。……

中國的醫學生誓言：我決心竭盡全力除人類之病痛，助健康之完美，維護醫術的聖潔和榮譽，救死扶傷，不辭艱辛，執著追求，為祖國醫藥衛生事業的發展和人類身心健康奮鬥終生。……

從穿上白大衣那天起，醫學生（醫生）們發誓，把行醫救人，消除人類之病痛，顧念病人的健康，作為終生的職業和責任，並盡自己努力去完成。職業——賴以營生的一份工作；責任——盡力擔當的一種使命。每個醫生都肩負著擔子兩頭：職業和責任，執重執輕，因人而異。不能強求醫生單顧一頭。

白衣天使是民眾對醫生的讚美之言。但是醫生並非上帝派來人間的救人天使。其一，責任上，醫生不可能像天使那樣沒有自我，只為別人；其二，技能上，對於抗病，醫生做不到無所不能，無所不為，不可能萬無一失。

懂醫，要懂得，醫生致力救死扶傷，但是醫生也是人。

🌱 2. 醫生也有缺失，但絕非害人魔鬼

在本冊「2-04 醫療的局限」中討論了，醫療是一種充滿未知、尚不完善的科學，其運作天秤上存在著力爭可能與難免失誤兩端，從而造就醫療之

局限，而且難免有失誤。

醫療的執行者醫生當然難免會有缺失，不管他們醫術有多高，醫德有多好，也不管他們盡多少力去減少缺失。一位名醫曾說，成長和成名的路上，填積著多少對病人的缺憾和對疾病的誤診……。

不管在醫患矛盾對立的中國內地，以及在病人對醫生太過盲從的美國，病方應理解這個道理：醫生正努力減少缺失，但是醫生也是人。

🌱 3. 醫生七情六慾，也只是普通的人

①醫生是一個普通人

中國內地政協委員侯建明醫生提交了《穿上白大褂，醫生還是普通人》的提案指出，醫生就是芸芸眾生中普通一員，與旁人沒有任何的區別。醫生治病，好像把病人一個一個背過河。過河有風險，病人願意為醫生打一把遮風避雨的傘，醫生就更願意為病人冒險。

②醫生是為治病救人而忙碌的普通人

1）高強度工作：醫療工作強度極大，門診、急診、巡房、開刀、值班，每天排得滿滿的。工作時間不以 8 小時計算，住院醫生不以 12 小時計算。門診每小時看十多個病人，多講幾句話，多加幾個號，午飯可能就吃不了或者吃不下。24 小時值班，晝夜顛倒、隨叫隨到參與搶救，節假日也如此。

2）繁瑣的其他工作：住院醫生要帶教實習醫生，高年醫生要帶教下級醫生，還要為醫學生上課，帶研究生。

3）終身不斷學習：專業提高，新技術學習，應對各種考核，接受醫療管理的檢查，科研工作、論文，還要寫科普文章，24 小時還剩多少？

4）上有老下有小的家庭：中年為家事最多之時，常無法抽身相助。

③醫生是揹你渡過河的普通人

醫生也有七情六慾，有辛勞，有家人，有私生活，需私秘時間，需料理個人事務。但是他們職責所在，必須有天使般救人心。醫生正在勉為其難地做本該由天使做的事：揹你渡過那條叫做疾病的河，儘管河中常有明潮暗流和淤泥頑石。他承擔了主責，付出了心血，甚至重重摔跤，還堅持揹你過河。

要知道，他同你一樣，只是普通人。

④醫生是需要你將心比心的普通人

醫生的工作高風險、高壓力、身心俱疲。據統計，有三分之二以上的醫務人員有不同程度的情感衰竭和成就感缺乏。

統計表明：在中國內地近 60% 的醫務人員受到過語言暴力，13% 的醫務人員受到過身體傷害。傷醫、殺醫事件上演著「農夫與蛇」的故事。

作為普通人的醫生心甘情願地揹你過河，但也希望你在背上不要晃動，更不要踢腳。醫者為百姓的身心健康護航；但醫者的身心健康，又有誰來守護？

像對待普通人一樣，將心比心。

4. 相處醫生準則：理解、尊重、信任

懂得醫生也是人，理解、尊重、信任醫生，才有可能與醫生合力抗病，一起面對病魔，一加一大於二，提高勝算。病人願意為醫生打一把遮風避雨的傘，醫生就更願意為病人冒險。與醫生好好相處有必不可少的三個準則。

①理解醫生

理解醫生作為普通人的好處和難處：

理解醫生會感動和歡笑，醫生會來情緒和生氣，醫生也有缺點和出錯；

理解醫生的體力和精力有限，醫生的時間寶貴，醫生家人也需要照顧；

理解醫生壓力大，怕無事生非、無端惹事，醫生煩小題大做、廢話連篇；

理解醫生喜歡直來直去，醫生要求將心比心，醫生也需要關心呵護……

②尊重醫生

醫生是高學歷、愛面子的學問人，尊重是相處醫生的表層臉面。

1）交往的態度：不要把禮貌問候和友善交談當小事，不必畢恭畢敬、點頭哈腰，也不要長篇大論，侃侃而談，絕不要大聲嚷嚷或出言不遜。

2）交往的語言：不用粗魯的字句和口氣，至少學會下列文明的用語：「你好，謝謝，再見，請，可不可以」等。

3) 交往的內容：

＊決不提利是的事，不僅醫院不允許，醫生本人也會覺得難堪和

受辱;

* 決不問家庭、住址和收入,這是隱私;
* 對醫生主張使用的方案即使無效或有問題,也不要在大庭廣眾下多談,必要的話可以一對一說,醫生重聲譽;
* 對非常規的要求和主張,或自己的家庭和困難也要在私底下交流。

③信任醫生

信任是相處醫生深層的動能。當你信任醫生時,醫生給予你的會更多;當你一直帶懷疑眼神看病,或出言不遜時,醫生要麼不屑、無奈,要麼小心翼翼,處處提防,恐怕那時你才是最大的受害者。

1)門診、病房巡房以及醫療決策時,仔細傾聽醫生提的方案和說的風險,在此基礎上提問和要求解惑,態度誠懇,實話實說。

2)住院面臨一張張需要簽字文件時,認真讀認真簽,有問題好好說。

3)對於住院醫生和實習醫生也要信任,他們是辛苦工作的第一手主管醫生,不能看不起他們,儘量避免越級指責。

4)決不要在病友或醫務人員面前批評、評說或笑話某醫生;

🌱 5. 相處醫生模式:共同參與

在醫療上患方怎樣與醫生相處呢?有三種基本模式。

1)**被動型**:病方完全被動和盲從,不過問醫療,醫生控制全部,權威性不受任何懷疑,病人言聽計從。在美國,多數處於這樣的狀態。

2)**詢問型**:病人有一定參與,主要詢問病情。醫師主控,意見受尊重。

3)**合作型**:病人主動、積極參與,醫療決策與實施中與醫生保持良性互動。經充分協商和適度調整,病人努力配合醫生,雙方合力完成醫療行為。

合作型的模式是醫患融合相處的最佳模式,但做到實屬不易。這裏,需要患方付出更多的努力,特別要提升懂醫識病的醫商。

3-04 醫生的套路 ——診斷三步 治療三路

☆醫學生進入臨床時必須認真學習診斷學和治療學，還要反復操練和考核，此乃醫生吃飯本領。診斷好像破案，套路有三：先發現疑點，即病史採集；再找到線索，即體格檢查；後搜查證據，即化驗和特殊檢查。治療好像判決處置，方案不一，套路也三：無創治療、有創治療和特殊治療。病者懂得醫生的診療套路，不為從醫，也不為找茬，目的在於暢通自己的看病之路。

現代醫學在上百年看病實際中總結出來一套疾病診斷的流程，包括收集資料、分析綜合和判斷結論。收集資料是診斷中的重中之重。其運作必須依靠病人密切配合。收集資料，即收集發病的症（症狀）、徵（體徵）和證（證據），這樣從易到難，由表及裏，把疾病的資料作完整收集。

流程的分析綜合和判斷結論為醫生在診斷中思維、思路，本課不述。

1.診斷套路一：發現疑點——病史採集

發病往往從病人自我感知開始，即自覺的症狀，包括一般症狀（不分系統的）和特殊症狀（分系統的）。疾病的演變資訊常常先來自病人或家人。醫生看病，通過對病人和家人仔細而有針對性的問詢（問診），大致瞭解病發的來龍去脈（病史），常常能夠從中找到破案的疑點，也是診病的可能切入口。

2.診斷套路二：找到線索——體格檢查

隨後醫生對病人進行全面的身體體表的檢查，用眼望，用手觸，用指叩，用聽診器聽。望診、觸診、叩診、聽診是醫生的看家本領，從中得到的有用資料稱作體徵。如同破案線索，陽性體徵常成追蹤疾病的蛛絲馬跡和方向。

在短短時間內，門診的體檢只能採取重點檢查，查與病史有關聯部位。

🌱 3. 診斷套路三：搜查證據——化驗和特殊檢查

依據疑點和線索，如還無法作出判斷，必須搜尋或檢查相關證據。先通過實驗室檢查，由簡單到複雜。實驗室即化驗室，送檢的是身體內物質（血、腦脊液等）或排泄物（尿、糞便等）。用物理的或化學的方法，獲取數據或陰陽性。大部分在數小時內能得到化驗結果。

隨科技高速進步，一系列特殊檢查（輔助檢查）不斷問世。特殊檢查通過醫學設備對身體作出檢查，越來越有效和精準。進一步放大疾病的蛛絲馬跡，提供的結果有參考或確定的意義，有時成為診斷疾病一錘定音的主要證據。

🌱 4. 治療套路一：無創治療

無創治療即沒有創傷的治療方式，不開刀不流血。目前醫生最常用的無創治療是藥物治療，或稱保守治療。除了口服外，藥物還有許多進入人體的途經：舌下含、滴眼鼻耳、外塗、肌肉注射、靜脈注射、氣霧吸入、肛門塞入等。

對於病人最為常用的藥物要有一些初步的的瞭解和清醒的認識。

1）處方藥受控制：處方藥必須由執業醫生開出處方，在醫生指導下使用。而非處方藥不必有處方，在藥房裏自己可以買到。兩者沒有良、差之別，只是由於處方藥安全性較低，受較多控制。

2）不迷信新藥：新藥是研究的最新成果。新藥上市前還不知是否有效。上市後仍須經歷長期臨床應用考驗。同樣藥理作用的老藥，有時反倒安全、可靠。筆者自己用藥，常常傾向於用上市很久的老藥。

3）凡藥三分毒：不管西藥還是中藥，藥物對人體有毒副作用，是不爭的事實。懂得這個道理後，進而明白：

　　＊ 藥物劑量：因人而異，因病而異；

　　＊ 藥物合用：善用協同作用，避免配伍禁忌；

　　＊ 藥物種類的多少：用藥能少則少，越少越好。有主次，忌頭痛醫頭。

4）遵醫囑不違療程：療程、劑量和用法是經過科學評估後做出的醫療

方案，病人切不可自行犯規！即便有特殊情況，也須由醫生作變更。

　　5）**合理選擇靜脈輸液給藥：**除非必需（搶救、重症患者、給藥途徑、脫水等），可不用盡量不用。

🌱 5. 治療套路二：有創治療

　　有創傷的治療方式主要指外科手術，俗稱開刀。進入人體內以外力方式處理病變。有清創手術、切除手術、整型手術、重建手術、移植手術等。

　　微創手術發展迅速。通過腹腔鏡、胸腔鏡等內窺鏡，在顯微鏡或視屏幫助下，在人體內施行手術。其優點是創傷小、疼痛輕、恢復快。

🌱 6. 治療套路三：特殊治療

　　科技發展、學科交叉、精準治療需要，造就了介於內科、外科之間，介於無創、有創之間的一種又一種治療方法湧現，推進醫學，造福人類。如動脈支架植入、介入治療、消融手術、鐳射治療、電凝治療、硬化劑注射治療、高強度聚集超聲刀、伽瑪刀、質子刀……。

讀後提要

💗 醫生身上的光環首先來自他們的學制、學位和專業職稱、工作職務。

💗 列舉並比較美國、香港、中國內地的醫學教育制度、醫療體制和職稱職務,有同也有異。

💗 好醫生既有好的醫術,又有好的醫德。

💗 看病選對醫生根據病症需要,查專業背景、重專業醫術、不必隨大流、要可以獲得。

💗 每個醫生都肩負著擔子兩頭:職業(賴以營生的工作)和責任(盡力擔當的使命)。執重執輕,因人而異。不能強求醫生單顧一頭。

💗 懂得醫生也是人,是個普通人,理解醫生、尊重醫生、信任醫生,才有可能與醫生合力抗病。

💗 合作型的模式是醫患融合相處的最佳模式,但做到實屬不易。

💗 醫生診斷的重中之重是收集資料,診斷好像破案,有三步套路:先發現疑點,即病史採集;再找到線索,即體格檢查;後搜查證據,即化驗和特殊檢查。

💗 治療好像判決處置,方案不一,套路也有三:無創治療、有創治療和特殊治療。

Part 4

病症之術：
識辨疾病的發生先兆

主要內容

本部分是識病三步曲（症、徵、證）之首，主題為病症之術。把診病比作破案，從發現疑點入手，識辨症狀和先兆是第一步。

症，即症狀或病症，是人的感覺器官對於體內發生病變的主觀不適感和異常感。但症狀只是對疾病發生時某一方面問題的自我表感，並不是疾病本身，症不等於病。

醫學上把症狀分為一般性症狀（非特異性症狀）和非一般性症狀（特異性症狀）。前者無法或難以歸屬於某系統。後者大致可分別歸屬於人體八大系統之某一系統或器官。

醫生診斷疾病過程開始於問診，即問清症狀來龍去脈。病人和家人是症狀的最早感覺者。學會自辨症狀，有助於儘早發現疑點（疾病發生先兆和早期預警），弄清方向，及時主動報案（更準更好地看病）。

八項一般性症狀，涉及廣泛，常難分清其源於哪一系統或器官，更不能以此確定患什麼病。但是它出現比較早，有時會是疾病的先兆。

人體有神經感覺、消化、呼吸、血液循環、泌尿、內分泌、生殖、運動等八大系統。分系統分別列出特異性症狀，共 22 項。學習和認識它們，可能成為醫生診病和病人看病的入口。

4-01 自辨症狀 ——疾病早期的預警

　　☆病（疾病）和症（病症、症狀）不是一回事。症狀是病人感覺系統對於體內病變的主觀不適感和異常感，症狀只是對疾病某一方面問題的自我表感。一般性症狀又稱非特異性症狀，為不分系統或難分系統的疾病警訊。非一般性症狀或稱特異性症狀，大致可歸屬於人體八大系統之某一系統或器官。學會儘早自辨症狀，目的在於儘早獲取預警（發現疑點），有利於及時、準確看病。

🌱 1. 疾病和症狀：完全不同的事情

　　疾病（disease）是各種原因引起機體細胞的病理性改變，進而導致某一系統或器官發生器質性和功能性的病變。根據疾病發生的系統，可以分為神經、呼吸、循環、消化、泌尿、內分泌、血液、運動等不同系統的疾病。

　　疾病發生過程中，體內開始一系列的形態、結構、代謝、機能等異常變化。進行到一定程度，就引起病人感覺系統對這些變化的不適和異常感覺（如腹痛、頭暈），或者顯現了某些引人注目的病態改變（如黃疸、便血），把它們統稱為症狀（symptom）。

　　病（疾病）和症（病症、症狀）的概念不同：疾病是體內發生問題，症狀則是對疾病一種感覺；疾病是問題的整體，症狀只是某一方面的表象。

🌱 2. 各類別症狀：發病傳出的警訊

　　各類症狀可以發生在人體疾病發生的前期或早期，被認為是體內可能發生疾病而傳出的警訊，也可以被認為人體向外界發出的發病報警信號，稱為先兆。因此在疾病的診斷中，感到症狀即發現疑點，是一個重要入口。

　　但它畢竟只是表象之一，不能以此判斷或診斷某種疾病。一些症狀也可以出現在無病時，一些疾病可以出現同症，而同一種疾病又可以出現不同的症狀。所以不能把症狀與疾病劃等號，不能單以疑點來定案，但可以報案（看病）。

🌱 3. 一般性症狀：不分系統的警訊

所謂一般性症狀，醫學上又叫做非特異性症狀，有三個共同點：

1）**不特異**：不一定生病時才出現，平時也可能出現，容易忽略；

2）**無特別**：不為人體某一系統特有，常為一些疾病所共有，不易區分；

3）**少特性**：常沒有表現出某種疾病的特性，據此難以診斷為某種疾病。

說其「一般」，病人或家人常不以為然，容易忽視，而延誤病情。倘若能懂得一些初淺的醫學知識，對自身這種感覺加以重視，發現「一般」就會早一些多一些，而且能從那些「一般」中發現某種「不一般」（或有特異和特性）。然而有的放矢地找某一或二個專科求醫，可望做到儘早診斷，儘早治療。

當然，這些一般症狀也有可能只是平時身體結構和功能的生理性的改變，或者只是某一些非病理性的狀況（如衰老、妊娠、心理問題等），並不是病理性的警訊。那麼我們在重視和應對後，也可以安心。

🌱 4. 非一般症狀：可分系統的警訊

非一般性症狀或稱特異性症狀，大致可以分別歸屬於人體八大系統之某一系統或某一器官。特異性症狀有別於一般性症狀，要特殊一些：

1）**特有**：基本上生病才特有的；

2）**特異**：為某個或某二個相近系統或器官所特異的症狀；

3）**特性**：常能更明顯地表現出某種疾病的特性。

不過與一般症狀也有相似之處：雖然不一般，但是症狀發生之初特異性不明顯時容易掉以輕心；雖然發生在同一個系統，但是常常同症非同病，或同病非同症。所以只能把他們視為比一般症狀特殊一些，或更有意義一些的症狀。

非一般症狀有時與一般症狀的界線並非很明確，只是前者比較局限於一個系統，但也可能其他系統疾病所致。

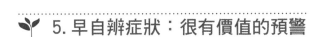

🌱 5. 早自辨症狀：很有價值的預警

上文「3-04 醫生的套路」中診斷的第一套路「詢問病史」，其主要內容便是病人和家人回答醫生有關症狀的問題。下二課將討論各種症狀，不僅僅為了讓病方能夠更好地向醫生說清楚自己的症狀，更重要的是為了讓你知曉相關知識後，能夠更早更完整地感覺和感受到自身的症狀。目的是：早自辨症狀，早發現疑點，早弄清方向，早準確看病。

不少症狀往往出現在疾病前期和早期，如能儘早自辨症狀，及時看病，對於疾病的早診斷早治療意義重大。自辨症狀的學習中重在三個區分。

1）**區分正常與異常**：識辨一般症狀的主要關注點是粗線條的發現，從平時貌似正常的生理、生活狀態中發現可能不怎麼正常的蛛絲馬跡。

2）**區分一般與特異**：特殊症狀是體內特別預警，比一般症狀容易感受和識別。其主要關注點是比較細的分辨，從一組似乎類同並來自同一系統的特別信號中，進一步細化、區分和辨別，可能有點像（不是確診）某個病。這樣做，對於看病的價值在於：由此可以確定去看什麼專科，有的放矢。

3）**區分有病與危重**：為暴雨、颱風等突發事件發佈預警時，常按其發生的緊急和危害程度分為各種級別。症狀有輕有重：比如咳嗽較和緩，屬三級警報，仔細觀察，認真辨別；昏迷很危急，屬一級警報，爭分奪秒，急救為要。分辨警報的高低級別，即可以安排應對的輕重緩急，從容看病。

4-02 一般性症狀

☆人體八大系統包括神經感覺系統、消化系統、呼吸系統、血液循環系統、泌尿系統、內分泌系統、生殖系統、運動系統。本課列出八項一般性症狀，涉及廣泛，常難分清其源於上述哪一系統或器官，更不能以此確定患什麼病。但是它出現比較早，有時會是疾病的先兆。自我關注，自辨症狀，有利於收取疾病的預警，發現疑點，弄清方向，準確看病。

🌱 1.乏力

乏力（bleached）俗稱疲勞，感到力不從心，同時伴有勞累感、厭煩、虛弱和易怒。因為自我感受上有一定主觀性，而且有時生理性原因（如過度勞累、年老）也可引起，所以評估自己有沒有乏力時，要考慮以下三條：

第一，與日常活動比較：平時可以輕鬆上三樓，但是如今只走幾級樓梯，便感到全身吃力、腿發軟；

第二，連續時間長短：幾天甚至幾周都覺得過去不曾有過的疲勞；

第三，排除其他因素：查一查近來有沒有發生過可能引起勞累一些生理性狀況，如饑餓，喝酒，體力勞動者飲食太淡，素食者進食蛋白質不足，睡眠不夠或不好，天氣太悶熱，長期使用安眠藥、鎮靜藥等，或者心緒差等。

明顯乏力的症狀在下列三種疾病中較為多見，要提高警惕。

1）肝病：幾乎各類肝病都會出現疲勞感，其程度從輕度疲倦到嚴重乏力，疲勞感與肝病的嚴重程度一致。肝病導致代謝障礙使得能量供應障礙，食慾減退，缺乏膽汁，肌無力等都可以引起乏力。

2）腫瘤：全身上下感覺疲勞常出現在癌症發展時，白血病、腸癌、胰腺癌、胃癌在病初更明顯。癌症乏力影響廣泛：全身虛弱、肢體沉重、行動緩慢，還伴有神經精神上症狀：焦慮、悲傷、易怒、嗜睡或失眠。

3）糖尿病：疲乏源於糖代謝失常和負氮平衡，還伴有口渴、消瘦、多食、多尿等症狀。

此外，下列一些病理狀況也可以出現乏力：貧血、慢性失血、重症肌無力、慢性腎炎、甲狀腺機能亢進或減退等。

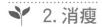

2. 消瘦

比標準體重減輕 10% 以上，可稱消瘦（emaciation）。秤量體重要注意：使用同一架體重秤；秤量時穿著相同或相近；每次秤量記錄下來，前後比較。

如果發現有下列跡象，提示可能體重減輕了：

其一，皮膚鬆弛，肌肉瘦弱，骨骼突出；

其二，衣服變寬，腰帶變鬆，鞋子變大；

其三，他人發現你外表明顯變瘦。

不少生理、生活因素可能引起消瘦：偏食、厭食、漏餐、食物攝入不足，生活不規律，工作壓力大，精神緊張和過度疲勞等。

病理性消瘦有二要素：第一，短期（數周或數月）內發生；第二，進行性加重（每週持續下降）。判定二法：第一，比標準體重低 10% 以上；或第二，10 週內體重減輕 5 公斤或以上。須警惕重病（特別老人），應就醫。

下面列出可能以病理性消瘦為一般症狀的七種疾病。

1）糖尿病：老年糖尿病患者往往三多症狀不明顯，而突出表現為一少，即消瘦。老年人有不明原因消瘦，應常規化驗血糖、尿糖以便排除糖尿病。

2）胃腸道疾病：病變造成食物在運輸、消化、吸收的障礙，導致消瘦。

3）惡性腫瘤：癌細胞惡性增殖消耗大量營養物質，機體分解代謝加速。合併消化吸收功能減退，使體重進行性下降。有時消瘦是癌症早期唯一表現。

4）甲狀腺功能亢進：老人甲亢症狀多不典型，常常只表現為進行性消瘦、食慾不振、情感障礙，臨床上容易誤診。

5）腎上腺皮質功能減退：早期可只是表現為消瘦，以後才逐漸出現皮膚黏膜色素沉著，如還伴有低血壓、低體溫、低血糖，則本病的可能性更大。

6）結核病：還伴有低熱、盜汗等。

7）老年癡呆症或抑鬱症：早期可以表現為體重明顯下降，忘性大，嘮叨，詞不達意，叫不出熟人的名字，算不出簡單的賬……，就要警惕本病了。

🌱 3. 肥胖

肥胖（obesity）是一般性症狀，但也被列為一種疾病或一種高危致病因素。判斷肥胖可以使用國際通用的體重指數（BMI）來自查，見本冊「5-03 二十項身上體徵」。

肥胖是一種由多因素引起的慢性代謝性病症。隨生活水準提高，越來越多的人加入肥胖的隊伍。肥胖原因很多，下列幾個常見原因：

1）**不良生活方式**：如飲食過量、頻繁、高脂高能，運動少，飲酒等；

2）**遺傳因素**：肥胖者常有家族史；

3）**內分泌因素**：下丘腦、垂體、甲狀腺功能減退、庫欣綜合症等。

此外，它與不少疾病的發生有直接的關係。如癌症、心腦血管疾病、糖尿病、睡眠呼吸暫停綜合症、骨關節病、抑鬱症、脂肪肝、不孕等。

最新研究表明，有兩個關鍵時段：五、六歲為脂肪聚集和肥胖起源期；中年期為脂肪重聚和肥胖發展期。如好好控制肥胖，會大大減少三高發生。

🌱 4. 水腫

水腫（edema）又稱浮腫。因細胞外液中水分積聚使眼瞼及顏面、四肢、全身皮膚腫脹。水腫自查見本冊「5-03 二十項身上體徵」。

下列有些水腫只是生理反應，不必擔心，不必用藥：

1）**體位性水腫**：長時間立、行、蹲、坐，因下肢血液回流受阻，淤積造成浮腫，改變體位後一段時間，浮腫可自行減輕和消失；

2）**特發性水腫**：一些 20 至 40 歲的女性起床後會出現輕度浮腫，隨活動逐漸消退，可能與神經精神因素及植物神經功能紊亂有關；

3）**反應性水腫**：體胖少動者或高溫作業者易受高溫影響，皮膚血管擴散，體液滲積於皮下，手足常發生浮腫，每夏必發，夏後則消退；

4）**經前期水腫**：有些健康女性月經之前一、二周，會出現輕度浮腫，常伴煩躁、失眠、頭痛等，月經來潮時，浮腫及其他症狀逐漸消退；

5）**藥物性水腫**：使用有些藥物，如腎上腺皮質激素、雄性激素、胰島素，硫脲、甘草等，可出現浮腫，停藥後浮腫逐漸消退。

發生明顯的凹陷性水腫常由下列四種疾病所致。

1）**心臟疾病**：長期患有各類心臟病伴有慢性右側心力衰竭（如肺源性心臟病），首先出現足部凹陷性水腫，緩慢發展到下肢和全身。

2）**腎臟疾病**：慢性腎臟病患者或腎功能減退也可以出現凹陷性水腫，首先從眼瞼和臉部開始浮腫，繼而擴延到全身。

3）**低蛋白血症**：血漿中白蛋白降低可以導致水腫，進食蛋白質不足、嚴重肝病和腫瘤晚期都可能出現低白蛋白血症。

4）**妊娠毒血症懷孕後期**：會發生全身及腳浮腫嚴重。

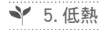 ## 5. 低熱

正常人的體溫通過體內調節保持相對恆定。通過口腔、腋下和直腸測量機體內部的體溫。自測體溫見本冊「5-02 五大生命體徵」。

健康人的體溫一天 24 小時內也有一些小波動。如果比平時正常體溫高出 0.5 ～ 1℃ 就考慮有低熱了，也就是：口腔舌下溫度為 37.3 ～ 38℃，腋下和直腸測溫分別是 36.8 ～ 37.1℃ 和 37.8 ～ 38.5℃。

發熱是一種常見症狀，表現多樣，如低熱（low fever）、高熱、反復發熱、長期不明原因發熱等。這裏只說低熱，它比較「一般」，容易忽視，卻有可能是某些疾病的重要信號。如確定低熱，要注意以下幾個問題。

1）**時間長短**：一般三、四天就退，問題不大，或傷風感冒，但持續幾周幾月，最好就醫。

2）**其他症狀**：如有發現，發病方向可以進一步理清。

3）**個體差異**：發熱是人體對病源體的反應，小兒反應大（中高熱），老人反應小（低熱），老年人低熱可能問題更大。

4）**疾病的嚴重程度**：不一定與發熱高低相關。當抵抗力下降時反應性降低，那時嚴重的疾病可能只是引起低熱。

5）**功能性低熱**：可能與體溫調節中樞功能紊亂，或植物神經功能紊亂有關。必須完全排除器質性疾病，並經過一段時間動態觀察，才可確定。必須就醫，不可自己盲目判斷。

引起長期低熱最常見疾病有三類，必須通過看病和檢查才能確定診斷：

1）各種感染性疾病；

2）結締組織性疾病；

3）惡性腫瘤。

🌱 6. 腹痛

　　把腹痛（abdominal pain）放在一般症狀裏敍說，顯示腹痛是比較複雜的一般症狀。因為除消化系統外，腹腔內藏有多個系統的多種器官。

　　肚子痛（腹痛）原因非常多，不能簡單地把它等同於胃痛，更不能一痛就亂吃藥。腹痛指從肋骨以下到腹股溝以上這個部分的疼痛。輕微的腹痛多半由消化不良等胃腸道病、胃腸蠕動或胃腸功能障礙等引起。持續劇烈的腹痛就有可能是十分嚴重的疾病。在判斷腹痛時我們瞭解下列知識很有幫助。

　　1）**區分內科腹痛和外科腹痛**：非常重要，因為前者還不危重，無須手術，而外科腹痛非常危重，必須手術處理。例如急性胃穿孔、腸梗阻、肝破裂脾破裂等，若延誤診斷及手術，可繼發彌漫性腹膜炎、敗血症、感染性休克等，有生命之虞。怎樣初步區分，請見本冊「5-03 二十項身上體徵」。

　　2）**知道腹腔內器官眾多**：有食道、胃、小腸、大腸、肝、膽、胰、腎、膀胱、子宮、卵巢等。患有不同病變（炎症、梗阻、穿孔、腫瘤、缺血等），都可出現腹痛。

　　3）**胸腔一些疾病可以有腹痛症狀**：如膈胸膜炎、肋間神經痛、急性心肌梗塞、急性心包炎、心力衰竭、食道病變等。

　　4）**一些全身性的疾病常以腹痛為首要症狀**：如鉛中毒、過敏性紫癜、胃腸型癲癇、酮症酸中毒等。

　　腹痛病因複雜多種，有些腹痛具一定特點，常是某病的警報，供參考：

　　1）**胃穿孔、十二指腸穿孔**：飽餐、飲酒後突然發作上腹部持續性劇痛；

　　2）**膽囊炎、膽石症**：右上腹持續性痛伴陣發性絞痛，影響至右肩；

　　3）**急性胰腺炎**：上腹正中或偏左劇烈腹痛，陣發性加重，影響到左側腰部，伴嘔吐；

　　4）**急性闌尾炎**：開始痛在上腹部，數小時後轉到右下腹痛，伴噁心、嘔吐；

　　5）**宮外孕**：生育年齡女士停經 6 周左右，突然下腹痛伴陰道出血；

　　6）**輸尿管結石**：一側下腹陣發性絞痛，影響至腰背部、會陰部，伴有尿頻、血尿；

　　7）**腸梗阻**：持續下腹痛伴有嘔吐不止。

🌱 7. 關節痛

運動系統包括肌肉、骨骼和關節。關節痛（arthralgia）是全身或關節疾病常見症狀，它常發生在下列疾病。

1）**外傷**：急性外傷導致肩、腕、踝、膝等關節結構損傷，出現關節疼痛；長期持續的機械損傷或長期關節負重等慢性損傷也可引起關節痛。

2）**感染性**：外傷或者敗血病時細菌侵入關節，導致關節受到感染，從而引起疼痛；

3）**變態反應和自身免疫性**：如類風濕性關節炎、系統性紅斑狼瘡等。

4）**代謝性骨病**：脂質代謝障礙引起的骨質軟化性骨關節病，嘌呤代謝障礙引起的痛風，各種原因引起的骨質疏鬆性關節疾病等都會導致關節疼痛。

5）**退行性關節病**：分為原發性和繼發性。前者多見於老年女性，並且有家族史，後者多由創傷、感染等導致。

6）**骨關節腫瘤**：良性、惡性骨腫瘤都會引起關節疼痛。

🌱 8. 出血傾向

出血傾向（hemorrhagic tendency）指皮膚及黏膜自發性出血，或當微小血管遭受輕微創傷後，出血不易自行停止的一種症狀。皮下出血可以自查，詳見本冊「5-03 二十項身上體徵」。

出血傾向顯示，體內止血和凝血功能中某一環節發生先天性或後天性的障礙。導致障礙的常見疾病有：血友病、原發性血小板減少性紫癜、過敏性紫癜、遺傳性出血性毛細血管擴張症、獲得性出血性紫癜、老年人紫癜、單純性紫癜、結締組織病等。出血傾向的診斷常需借助比較繁複的出血凝血功能檢測，見本冊「6-05 器官功能檢測」。

有下列出血傾向時，要依據不同的出血部位，做到做好自我預防和護理工作：皮膚出血；口腔、牙齦出血；鼻出血的預防與護理；關節腔出血或深部組織血腫；眼底及顱內出血。

4-03 神經感覺系統症狀

☆所謂特異性症狀源於某一個或二個系統。本課從神經感覺系統開始分系統敘述特異性症狀。神經系統是全身的指揮體系，分中樞（腦和脊髓）及外周（運動和內臟神經）二部分。嚴格説感覺器官也屬於神經系統。特異性症狀比上課所説的一般性症狀，較易辨識來自哪一系統或器官發生問題。但必須明白，症只是病的表象，根據症狀尚不足以確定疾病。

🌱 1. 意識障礙：送急診、看神經內科

意識障礙（disturbance of consciousness）指對外界和自身的感覺和識別能力發生了障礙。從輕到重分別有不同程度的四類表現。

1）**嗜睡**：持續性睡眠，可以叫醒，但很快又入睡。

2）**意識模糊**：深睡，昏睡，不易叫醒。

3）**譫妄**：意識模糊表現為興奮增高，感覺錯亂，躁動不安，亂説亂話。

4）**昏迷**：意識持續中斷和喪失，此為一些嚴重疾病引起的危重病症。家人或旁人必須作出果斷的判斷和即速的處理，而不是單單等待救護。

第一步，意識喪失發生後，立即要判斷有沒有心臟停搏。其一，輕拍病人肩膀並大聲呼喊以判斷意識是否存在；其二，用食指和中指觸摸頸動脈以感覺有無搏動。如二者均無，立即在現場一邊實施心肺復蘇，一邊報救。

第二步，如頸動脈有搏動，需要立即鑑別到底是昏迷，還是暈厥。暈厥是短暫的意識喪失，多在數分鐘內清醒。

第三步，如確定昏迷，儘快急診送醫。

根據一些不難的表象大致可以估計一些常見昏迷的病因：

1）**腦血管病**：血壓、動脈硬化或高血脂的病史，偏癱；

2）**中毒**：有毒物接觸史如農藥、一氧化碳等；

3）**癲癇發作**：有癲癇病史，抽搐；

4）**糖尿病低血糖**：長期糖尿病病史，手腳濕冷，脈搏快弱；

5）**醉酒**：身上、衣服或呼氣都有酒氣，雙側瞳孔散大；

6）**腦外傷**：可以見到傷口，雙側瞳孔可能不等大。

2. 抽搐：看內科、看神經內科

抽搐（twitch）是神經——肌肉的病理現象，表現為全身或局部的橫紋肌（骨骼肌）的不自主抽動，或不隨意收縮，常可引起關節運動和強直。

驚厥（convulsion）是抽搐嚴重的表現：成群肌肉強直性痙攣，對稱性，有時伴有意識障礙。如發生於癲癇大發作。

先天性腦部疾病以及以下二類嚴重疾病都可能出現抽搐和驚厥。

1）腦部疾病：外傷、感染、腫瘤、血管疾病等；

2）全身疾病：中毒（酒精、有機磷、白果）、感染（破傷風、狂犬病）、代謝疾病（低血糖、低鈣、子癇）、高血壓腦病、熱射病、溺水、觸電等。

還有二種抽搐較為常見，但算不上嚴重，注意自我應對：

1）神經官能症：有時會出現癔症性抽搐和驚厥；

2）抽筋：肢體肌肉突然出現不隨意攣縮，突感劇痛，動作不協調。不必緊張，可以用一些簡單的方法自療：

* 手部痙攣：輕輕拉直手指。伸開五指，按壓指尖，並按摩肌肉；

* 小腿痙攣：做弓步，將痙攣腿向後撤，身體下壓；

* 大腿痙攣：坐在地板上，把大腿伸直，然後壓下膝部，拉直大腿肌肉；

* 足部痙攣：躺下伸直膝和足，用力朝脛骨方拉壓足部，按摩攣縮肌肉。

3. 頭痛：看內科、看神經內科

頭痛（headache）是臨床很常見症狀，通常局限於頭顱上半部。頭痛已成都市白領常見病症。有些人自用止痛藥，越吃越多卻越無效。

下列三種頭痛，不算複雜和嚴重，卻比較常見。

1）偏頭痛：主要為一側頭痛，有搏動感覺，可持續 4 ～ 72 小時，常伴有噁心、嘔吐。在安靜和休息可以緩解。中青年和女性多見。

2）緊張性頭痛：因連續工作、煙酒無度、睡眠不足、女性經期，或者情緒緊張、焦慮等引發。表現為頭部沉重，緊箍感，也可為痙攣性痛、牽扯

痛或脹痛，痛達數小時，可伴有頭暈、疲倦。經過睡眠休息一般可以減輕。

3）**三叉神經痛**：陣發性，電擊樣短時劇痛，沿三叉神經的分支向單側面部放射，有時僅十幾秒種，但每天可有數次至數十次發作，有時更像牙痛。

頭痛分原發性和繼發性兩種。原發性找不到明確原因，而繼發性常與明確的疾病有關。原發性還是繼發性？必須由專科醫生通過檢查才能作出判斷。兩者的輕重、發展和應對完全不同。原發性頭痛佔頭痛的大部分，是一類時常發作的慢性頭痛，危害不及繼發性。

發生於一些全身性和腦部疾病時的繼發性頭痛就很嚴重了。頭痛發生多為急起，常伴有其他重要症狀。病情險惡多變，必須警惕。如高血壓腦病、腦血管疾病、顱內感染、顱內腫瘤、急性感染、中毒等。

眼鼻耳的疾病也常會首先表現為繼發性頭痛，很容易被忽略，如青光眼、視覺疲勞、中耳炎、乳突炎、鼻竇炎等，一般伴有眼鼻耳的局部其他症狀。要去專科就診。

🌱 4. 眩暈：看五官科、看神經內科

我們常常把「飄飄蕩蕩」的感覺統稱為頭暈、頭昏（dizzy）。不過，眩暈（vertigo）是人體對空間定位障礙而產生的一種移動性或位置性錯覺。

①**耳性眩暈**

耳性眩暈有三個特點：

1）**傾倒感**：外物或本身旋轉，有傾倒感和墜落感，症狀較重；

2）**發作性**：陣發性的傾倒感，持續時間短，數十秒至數小時，很少超過數天或數周；

3）**植物神經症狀**：多伴有明顯的噁心、嘔吐、冒冷汗等植物神經症狀。

耳性眩暈因前庭神經外周段障礙引起，常常由下列疾病所致：美尼爾氏綜合症、迷路炎、前庭神經元炎、耳石症、藥物中毒、暈動病等。

②**腦性眩暈**

與耳性眩暈相比，表現有不同：

1）**傾倒感不明顯**：有外物或自身的一種搖晃不穩感，或左右或前後晃動，注視活動物體時，或嘈雜環境下更明顯。症狀較輕，

2）**非發作性**：持續時間較長，可達數月之久，

3）**植物神經症狀不明顯**：一般不伴發植物神經症狀。

腦性眩暈由前庭神經中樞段障礙引起，多見於腦部和眼部等疾患，如顱內血管性疾病、顱內腫瘤、顱內感染、腦震盪、癲癇等。

③**一般眩暈**

更多的所謂眩暈與前庭系統病變無關，多表現為頭暈、眼花或站立不穩，沒有視物旋轉，也無噁心、嘔吐。臨床上多見於高血壓、貧血、感冒、眼病、抑鬱症等疾病。甚至只是由於睡眠不足、飲酒或勞累後引發，可以預防。

🌱 5.暈厥：看內科、看神經內科

暈厥（syncope）為一過性腦供血不足引起意識障礙。該症有三特點：

1）**一過性**：突然發生，迅速恢復，以分、秒計算；

2）**意識障礙**：短暫意識喪失；

3）**可能倒地**：發作時肌肉張力消失，不能維持正常姿態。

大腦供血取決於體循環的動脈壓，因此任何引起心排出量下降或外周血管阻力降低的原因都可以引起暈厥。下面例舉四類疾病常以暈厥為先兆症狀。

①**血管舒縮障礙**

可以發生在下列疾病：體位性低血壓、血管抑制性暈厥、頸性眩暈、排尿性眩暈、咳嗽性眩暈、神經性眩暈等。

②**心源性暈厥**

因為心力衰竭、心律失常、或心搏短暫停止等都可以導致眩暈。

③**腦源性暈厥**

高血壓引起腦血管痙攣、短暫性腦缺血發作、腦動脈硬化引起血管變狹窄、偏頭痛、頸椎病等引起眩暈。

④**血液成分異常**

低血糖、重症貧血、通氣過度、情緒緊張、癔症發作等引起眩暈。

🌱 6. 視力障礙：看眼科

感覺到自己視力障礙（visually impaired）或有減退後，最簡單的辦法是先瞭解一下自己實際視力情況：包括遠視力和近視力、視力減退急緩以及有沒有眼紅（睫狀充血）。由此，可以確定是不是必須去眼科做專業檢查。

①視力減退有無

查看視力表測定中心視力：在 5 米以外看視力表，為測定遠視力；在 30 厘米處看視力表，為測定近視力。當遠近視力都達到 0.9 以上時，才能説明其中心視力正常。從遠視力和近視力的好壞中，有下列初步判斷：

1）**遠視力不佳，近視力尚好**：可能為近視；

2）**近視力不佳，遠視力良好**：可能為遠視；

3）**遠視力和近視力均不好**：提示眼睛有病，最好儘快去看眼科。

②視力減退急緩和睫狀充血有無

除了近、遠視或散光外，根據視力下降的快慢以及眼睛有沒有充血（睫狀充血）可以進一步識別眼病的可能。

1）**視力很快下降，眼部不充血**：可能視網膜、視神經病變，或眼底有大量出血，急件甲醇、奎寧類中毒等。

2）**視力很快下降，眼部充血**：可能急性青光眼，急件虹膜睫狀體炎，重症機械性、化學性眼外傷，角膜炎或潰瘍，眼感染等。

3）**逐漸視力下降，無充血**：可能白內障、黃斑變性、角膜變性、單純性青光眼、玻璃體混濁、視網膜或視神經病變，近視眼、老視、弱視等。

4）**逐漸視力下降，眼充血**：可能為角膜炎、眼內炎症、潰瘍、青光眼、眼外傷、結膜和角膜城燒傷後期等。

🌱 7. 聽力障礙：看五官科

聽力障礙（dysaudia）指聽覺各種不同程度的減退。聽力嚴重減退才稱為聾。而聽力損失不嚴重時稱為聽力減退。聽力障礙程度分以下四種：

1）**輕度**：聽一般談話聲有困難；

2）**中度**：聽大聲説話有困難；

3）**重度**：對著耳朵大聲喊也只能聽到幾個詞；

4）**極重度**：對著耳朵大聲喊也聽不到任何言語。

先天性耳聾是所有先天性疾病中發病率最高的疾病。兒童期如果沒有干預和糾正聽力障礙，可能變成既聾又啞，影響一生。兒童聽力障礙的早期發現至關重要。幼兒不會表述，其聽力障礙必須由父母家人儘早發現。

小兒和老人的聽力自查見「5-03 二十項身上體徵」。

聲音經外、中、內耳，由聽神經傳大腦。任一部位病變均可引起障礙。

1）**傳導性耳聾**：病變局限於外耳和中耳，如發育畸形、外耳道阻塞（耵聹栓塞）、耳咽管阻塞、中耳疾病、耳硬化等。

2）**感音性耳聾**：影響到內耳末梢感受器、聽神經傳導途徑和聽中樞的各種病變，如耳蝸性聾、神經性聾、藥物（如鏈黴素）中毒、噪音損害等。

3）**混合性耳聾**：中內耳病變同時存在，表現為兩種耳聾的混合表現。

消化系統症狀

☆消化系統是食物處理和輸送的管道（食道、胃、腸道），又是食物加工的工廠（肝、膽、胰）。本課分述五個源於消化系統的特異性症狀，主要源自消化管道和加工廠的某個部位或器官出現問題或發生疾病。當然也有可能來自其他系統或器官。

🌱 1. 嘔吐：看內科、看消化內科

嘔吐（vomiting）是因為胃的強烈收縮迫使胃或小腸的內容物經過食道、口腔而排出體外。噁心（nausea）為上腹部不適和緊迫欲吐的感覺，常為嘔吐的前奏。一般噁心後隨之嘔吐，或僅有嘔吐而無噁心。

嘔吐物的異常可見本冊「5-04 十二種體內排泄物」。

嘔吐可以由消化系統問題或疾病引起，如咽部受刺激，胃、十二指腸疾病，腸道疾病，肝膽胰疾病，腹膜及腸系膜疾病等。

消化系統外，神經系統疾病、尿毒症、肝昏迷、糖尿病酮症酸中毒、甲亢危象、甲狀旁腺危象、前庭障礙、腎輸尿道結石等也可以引發嘔吐。

還有一些藥物的作用，乙醇、重金屬、一氧化碳等中毒，精神因素（胃神經症、癔症、神經性厭食）等也可能引發生嘔吐。

注意嘔吐時的某些特徵，有助於區分導致嘔吐的原因：

1）早期妊娠：育齡婦女早晨起床後發生嘔吐；

2）幽門管潰瘍或精神性嘔吐：進食時或餐後立即發生嘔吐；

3）梗阻：帶發酵、腐敗氣味提示胃瀦留；餐後較久或數餐後嘔吐，嘔吐物有隔夜宿食，提示幽門梗阻；嘔吐物帶糞臭味提示低位小腸梗阻；

4）顱內高壓性疾病：噴射狀嘔吐。

🌱 2. 嘔血：看急診科、看消化內科

嘔血（hematemesis）即嘔吐血液，或嘔吐物中有血，嘔血是消化系統一種嚴重的症狀。嘔血物自查見「5-04 十二種體內排泄物」。

食道、胃、十二指腸為上消化道，那裏急性出血常以嘔血為主要症狀。

常人認為，口吐鮮血暗示病入膏肓。但在確定嘔血之前，必須明白：從嘴中吐出血並不一定是嘔血。必須排除其他部位出血。嘴巴為消化道、呼吸道、鼻咽部、口腔四路共同出口，經口吐血來源有四種可能，依據不同特點予以大致辨別，確定病情以便看什麼專科。

1）**嘔血**：血液常伴嘔吐物，或嘔吐物中帶血，血色常暗紅，如果確定嘔血，血色鮮紅並量大，顯示上消化道出血十分急重，速速急診救治。胃、十二指腸潰瘍、胃癌、食道靜脈曲張破裂等都可以引起嘔血。

2）**咯血**：指下部呼吸道出血（氣管、支氣管、肺），伴有咳嗽、咳痰，或痰中帶血，血由口咳出，色多鮮紅。

3）**鼻血**：常見鼻中隔後部出血，血下流到口腔。還有一種回吸涕（吸入鼻涕流入口腔）帶血，常常是鼻咽癌有意義的重要症狀。

4）**牙齦出血**：刷牙時牙齦輕微出血，不必太擔心，常為牙周病所致。但有時牙齦自發出血，而且量多吐出，不易止住，警惕出凝血系統障礙。

🌱 3. 便血：看腹部外科、看肛腸外科

便血（hematochezia）為下消化道出血，經肛門排出。下消化道包括小腸（空腸、迴腸）和大腸（盲腸、結腸、直腸）和肛門。根據出血方式、出血顏色性狀、出血數量，可以粗略估計血的來源和病因。便血物自查見「5-04 十二種體內排泄物」。便血常見的疾病如下：

1）**痔瘡（內痔）**：糞便乾硬或進食辣椒等刺激性食物，易發生、加重；

2）**大腸癌**：還可能伴肛門直腸下墜、消瘦、大便習慣改變等症狀；

3）**大腸息肉**：一般小息肉不便血，大息肉才會引起便血；

4）**上消化道出血**：沒有被嘔出的血，流入下消化道。

🌱 4. 黃疸：看消化內科、看肝病科

黃疸（jaundice）是血清內膽紅素濃度升高所引起的一種特異性症狀。血清總膽紅素濃度超過 34.2μmol/L，可以出現顯性黃疸，那時會先後在眼睛鞏膜、黏膜和皮膚出現黃色。黃疸自查見本冊「5-03 二十項身上體徵」。

血清總膽紅素在 34.2μmol/L 以下時,肉眼看不出黃疸,稱為隱性黃疸。

有一種新生兒生理性黃疸,出生後 2～3 天出現鞏膜、面部皮膚輕度黃染。一般 7～10 天消退,早產兒在 2～4 周消退。新生兒成長過程中體內特殊的膽紅素代謝,導致一時性的黃疸,這不是疾病。

體內膽紅素生成、代謝、運送與紅血球、膽囊、膽道、肝臟等密切相關。所以根據膽紅素發生問題和障礙的部位把黃疸分類為三種病理狀態:溶血性黃疸、膽汁淤積性黃疸和肝細胞性黃疸。詳見本冊「6-05 器官功能檢測」。

🌱 5. 腹瀉:送急診科、看腸道科

腹瀉(diarrhea)俗稱拉肚子,指每天排便次數明顯超過日常習慣,達到三次以上,便稀薄或不成形,而且便量有 200 克以上。腹瀉症狀包括有三個要素:便稀;量不少;次數多。缺一不成。有些人每天解大便次數略多但大便不稀,有些人大便不成形但量很少,都不一定是腹瀉。

糞便的外觀有不少相關警訊,見本冊「5-04 十二種體內排泄物」。

急性腹瀉起病急驟,病程一般在兩周內,每天排便可達 5～10 次以上;慢性腹瀉指病程在兩個月以上的腹瀉。

急性腹瀉大部分由胃腸道感染引起的,都是病從口入,大致以下幾類:

1)急性或慢性胃腸炎:冷熱刺激、暴飲暴食或長期飲食不當所致;

2)腸道傳染病:吃了帶病原體的不乾淨食物引起,如痢疾、霍亂、小兒輪狀病毒性腹瀉等;

3)腸道過敏:吃入過敏的食物而引起;

4)食物或藥物中毒:吃了有毒的食物或不當藥物引起的,如毒蕈中毒、河豚中毒,重金屬中毒,農藥中毒等。

急性腹瀉時出現三種狀況,比較嚴重,必須重視,及時腸道科急診。

其一,發現大便帶有各種形態的血,可能病情比較嚴重;

其二,腹瀉多、頻,手腳冰冷,頭昏暈倒,可能嚴重脫水;

其三,腹瀉同時伴有發熱或嘔吐,說明病源來勢洶洶。

一般腹瀉無需抗菌藥物,只有一些嚴重的腸道感染才需抗菌藥治療,不要自己濫用抗菌藥,要由醫生確定。

有些慢性腹瀉根據腹瀉特點和大便性狀也可以大致估摸發病的部位和性質，進一步確定，必須求醫。

　　1）**直腸或乙狀結腸病變**：多有裏急後重（想拉但拉不乾淨的感覺），每次排便量少，多呈黏凍狀，可混血液，腹部不適位於腹部兩側或下腹。

　　2）**小腸病變**：無裏急後重，糞便不成形，可成液狀，色較淡，量較多，腹部不適多位於臍周，於餐後或便前加劇。

　　3）**慢性胰腺炎、小腸吸收不良**：糞多泡沫，見油滴、食物殘渣，常惡臭。

　　4）**慢性痢疾、直腸癌、潰瘍性結腸炎等**：糞便常帶膿血。

4-05 循環呼吸系統症狀

☆循環系統包括心臟和遍佈全身的血管，是人體的物流體系。呼吸系統是氣體輸送（氣管、支氣管）和氣體交換（肺）的部門。心、大血管和肺都位於胸腔。循環、呼吸系統共同擔負體內新陳代謝運作的重任。心跳和呼吸被視為生命存在的表現。本課把循環、呼吸系統的 5 個特異性症狀放一起敘述。

🌱 1. 心悸：看心臟內科

心臟正常跳動的節律均勻，間隔相等，一般不會引起自身的感覺，也不會聽到自己的心跳。心悸（palpitations）是自覺胸口有一種心臟的跳動感或心慌感，並伴有心前區不適感；或者經常可聽到自己的心跳。

健康人一般在劇烈運動、精神高度緊張或高度興奮時才感到心慌，屬於正常情況。如心率過快、過慢以及有過早搏動這樣三種狀況時，患者便會感覺到心悸。少數情況下，如心臟神經官能症或過度焦慮的患者，雖然沒有心律失常或器質性心臟病，但因交感神經張力增高，心跳有力，也常感覺為心悸而就診。

通過自查脈搏（見本冊「5-02 五大生命體徵」），初步瞭解自己心跳快慢和節律。

1）心動過速：節律一致，每分鐘跳動超過 100 次，或比自己平時每分鐘跳動次數多達 20 次或以上。見於發熱、貧血、心力衰竭、心律失常、休克、甲狀腺機能亢進等。

2）心動過緩：節律一致，每分鐘少於 60 次，或少於自己平時每分鐘跳動次數有 20 次或以上。見於顱內壓增高、阻塞性黃疸、甲狀腺機能減退等。

3）心律不規則：有規律的缺脈和早搏，或不規則的節律不一致。

經常發生心悸並伴有心律失常必須就醫檢查，警惕患有心血管疾病，其中以冠心病為首。不過也有可能是功能性的，過一段時間心慌便會消失。

🌱 2.胸痛：送急診、看胸痛急診、看心臟內科

胸痛（chest pain）很常見，病因繁多，表現各異，危險性高低存在著較大的區別。首先要警惕那幾種心肺為主的危重疾病發生的胸痛，及時接收它們發病先兆。時間是金，診斷越早，治療越及時，癒後越好，反之則可致命。它們有相似的特點：胸痛劇烈，起病很急，全身狀況很差，必須立即急診或搶救。

1）心絞痛：胸骨後壓榨性悶痛，伴緊縮感、壓迫感。疼痛向肩背部、左上臂、下頜咽喉部或上腹部等處放射，持續時間大多在數分鐘，伴有冷汗。休息或含服硝酸甘油後 3 ～ 5 分鐘內可緩解。勞累、運動、飽餐、寒冷、情緒激動等可以誘發。不過，不典型心絞痛只有一過性心前區、後背部悶痛不適。

2）急性心肌梗塞：疼痛部位多在心前區與胸骨後，也可位於上腹部及背部，疼痛性質為悶痛、壓榨樣痛、刺痛或絞痛及刀割樣痛，伴有一種嚴重的窒息感或瀕死感，持續時間多在 30 分鐘以上，可達數小時。可同時伴血壓下降、心律失常、心力衰竭、心源性休克等一系列症狀，全身狀況較差。

3）自發性氣胸：突感胸痛，撕裂樣感覺，部位較局限，咳嗽和呼吸時胸痛加重，以至於不敢呼吸，嚴重呼吸困難。患側胸部飽滿，氣管向健側移位。

4）肺栓塞：突然發生胸痛、呼吸困難、發紺，甚至出現休克症狀，偶伴發熱、咳嗽、咯血。多有外傷、臥床、近期手術史。

5）主動脈夾層：突發刀割樣劇烈胸痛，放射背部，難以忍受，可有暈厥。

此外，由於胸壁病因引起的胸痛沒有如此嚴重，有一些相近的特點：

其一，慢性持續性的痛；其二，胸壁局部有壓痛；其三，深呼吸、咳嗽或舉臂時加劇胸痛。

常見的胸壁疾病有：胸部肌肉受傷或勞損、肋軟骨炎、肋間神經炎等。

🌱 3.氣急：送急診、看心內科、看肺科（呼吸科）

正常人呼吸每分鐘 15 ～ 20 次，自主、自然、不費力。氣急（difficulty breathing）俗稱氣短，或呼吸困難，輕則感到空氣不足，呼氣吸氣費力，重

則有呼吸頻率、深度與節律的改變，並可出現鼻翼搧動、紫紺、端坐呼吸（必須坐起來呼吸）。自查或他查呼吸狀況見本冊「5-02 五大生命體徵」。

心急趕事，工作過勞，上樓爬山，激烈運動時出現氣短，不一定有病。

有二種特殊的氣急需要鑒別，可提示病因。

1）吸氣性呼吸困難：吸氣時相當費力，並有三凹症（吸氣時胸骨、鎖骨上窩及肋間隙三處凹陷），顯示上呼吸道有阻塞，常見於異物、炎症、水腫和腫瘤等阻塞，引起喉、氣管狹窄。

2）呼氣性呼吸困難：呼氣延長而且費力，伴有哮鳴音（呼氣時發出一種聲調高尖的音），見於支氣管哮喘。

嚴重的氣急還要小心下列二種多發而且嚴重的疾病。

1）自發性氣胸：胸膜因病變發生破裂，氣流進入胸膜腔形成腔內積氣，並壓迫肺，造成突發性氣急。易發生呼吸衰竭，死亡率高。患者常有慢性肺部基礎疾病（如慢性肺部感染、結核空洞、肺癌等）。男性和老人發病率高。

2）左心功能衰竭：各類型的心血管疾病都可引起心力衰竭。左心衰因左心室代償功能不全而發生，造成肺循環淤血，出現輕重不一的呼吸困難：

* 勞力性呼吸困難：僅活動量加大時引起呼吸困難；
* 端坐呼吸：肺淤血到一定程度時，氣急而不能平臥，不得不取高枕臥位、半臥位甚至坐位；
* 夜間陣發性呼吸困難：入睡時突感憋氣而驚醒，被迫坐位，呼吸深快，可聽到哮鳴音。

🌱 4. 咳嗽：看內科、看肺科

咳嗽（cough）為呼吸系統常見症狀。咳嗽原本是保護性反應，為清除呼吸道異物和分泌物。咳嗽常伴隨咳痰，自查痰液見「5-04 十二種體內排泄物」。

有一些因素可以引起咳嗽，並不是呼吸系統疾病。

1）一些有機物：吸入塵蟎、花粉、動物毛屑等；吸入一些化學物質如酸、硫、氨、甲醛、甲酸等。

2）一些食物導致過敏：食入魚類、蝦蟹、蛋類、牛奶、花生等引起過敏，嬰幼兒易對食物過敏，但隨年齡的增長而逐漸減少。

3）**環境氣候**：氣溫、氣壓和濕度改變以及空氣中污染物。

4）**精神因素**：情緒激動、緊張不安、怨怒等都會促使咳嗽發作，可能因為迷走神經反射或過度換氣所致。

根據咳嗽、咳痰的特點大致可以辨識一些呼吸系統疾病。

1）**乾性咳嗽**：咳時無痰或少痰，見於咽炎、喉炎、支氣管炎、肺結核早期等。

2）**咳嗽多痰**：依據痰液的性質可以有大致的鑑別。

3）**痙攣性咳嗽**：如兒童百日咳。

4）**急性咳嗽**：3 周以內的咳嗽，多為病毒、細菌等病原體導致的感染。

5）**慢性持續性咳嗽**：超過 8 周，也可持續數年。多見於過敏性支氣管炎、慢性支氣管炎、嗜酸細胞增多性支氣管炎、慢性肺結核等。

🌱 5. 咯血：送急診、看內科、看肺科、看胸外科

咯血（hemoptysis）指喉部以下的呼吸器（氣管、支氣管或肺組織）出血，通過咳嗽動作從口腔排出。自查咯血物見「5-04 十二種體內排泄物」。血從口而出，必須與嘔血、鼻血、牙齦出血辨識，其中最首要區別咯血和嘔血：

1）**血從口出的方式**：咯血通過咳嗽用力將呼吸道的血咳出；而嘔血隨嘔吐而出，有時可呈噴射狀；

2）**伴物和血色**：咯出血為鮮紅色；嘔出血多為棕黑色或暗紅色，只有出血猛時才有鮮紅色；咯血中混有痰或泡沫；而嘔血中可看到食物殘渣或胃液；

3）**大便**：咯血者一般不會有黑色的如柏油樣的糞便，除非病人咽下許多血液，再從腸道排出；而嘔血者常在嘔血後出現黑色大便。

咯血多由呼吸系統疾病引起，如肺結核、支氣管擴張、肺癌、肺膿腫、慢性支氣管炎、肺炎、胸部外傷、塵肺、惡性腫瘤肺轉移等。

咯血也可由循環系統疾病引起，如風濕性心臟病二尖瓣狹窄、肺栓塞、肺動靜脈瘤。咯血還可以由其他系統的疾病引起，如血液病（血小板減少性紫癜、白血病、血友病等）、急性傳染病（肺出血型鉤端螺旋體病、流行性出血熱等）、結締組織病、子宮內膜異位症等。

4-06 泌尿生殖系統症狀

☆泌尿系統通過腎臟對於體內新陳代謝產生的廢物進行處理，並通過輸尿管、膀胱、尿道排出廢物。兩性生殖系統是繁殖後代的部門：男性有睪丸、附睪、陰莖等；女性有卵巢、子宮、輸卵管、陰道等。泌尿、生殖兩系的器官主要集中在下腹腔，很貼近。有的管道兩系統共用。本課將主要來自泌尿、生殖兩系統的 5 項特異性症狀一起敘述。

🌱 1. 尿量異常：送急診、看腎病科、看泌尿外科

24 小時正常尿量為 1000 ～ 2000 毫升。尿量異常（abnormol amount of urine）有三種：多於 2500 毫升為多尿；少於 400 毫升為少尿；少於 10 毫升為無尿。如果夜尿多於全天尿量一半則稱為夜尿增多。因為尿量與喝入和食入的水直接有關，所以不同的人，或同一個人在不同的時段中尿量不盡相同。

多尿見於腎臟疾病（腎小管功能不全、慢性腎炎、急性腎衰多尿期等）和非腎臟疾病（糖尿病、中樞性尿崩症、神經性煩渴、癔病性多尿等）。

少尿和無尿見於腎臟疾病（急進性腎炎以及輸尿管、膀胱、尿道梗阻等）和非腎臟疾病（大出血、脫水、休克等）。少尿和無尿是臨床上威脅生命的嚴重症狀，須及時就診，迅速處理。

🌱 2. 尿道刺激症：看腎病科、看泌尿外科

尿道刺激症（urinary irritation symptoms）包括三種症狀：

1）尿頻：單位時間內排尿次數明顯增加，正常日或晚不超過 6 次和 2 次；

2）尿急：一有尿意即急迫排尿，不能控制；

3）尿痛：排尿時膀胱區及尿道口產生疼痛、燒灼、酸脹等感覺。

三個症狀可同時出現，也可部分出現，主要發生在各種泌尿生殖道感染，如尿道炎、膀胱炎、前列腺炎，包皮炎等。膀胱腫瘤及膀胱附近腫瘤壓

迫也可能導致尿道刺激症。單單出現尿急，可能是生理性的，如神經性的，老年人等。

自查尿液見「5-04 十二種體內排泄物」。

3. 排尿困難：看泌尿外科

排尿困難（dysuria）有三部分症狀組成：

1）尿不盡：排尿時總有一點尿液排不完，或滴瀝不盡的表現；

2）尿無力：尿液排出沒有正常壓力，排尿緩慢乏力，尿液流出時在尿道口形成兩股尿流（尿分叉）；

3）尿不出：指排尿時十分困難，需增加腹壓才能排出尿液，病情嚴重時增加腹壓也不能將膀胱內尿液排出體外，導致尿潴留。

這三種症狀依次由輕到重。也是泌尿生殖系統疾病發生的先兆，多見於男性前列腺疾病，以及尿道的結石或腫瘤。

4. 痛經：看婦科

痛經（dysmenorrhea）為婦科常見特異性症狀，多發生於年輕婦女，尤其是未婚女青年及月經初期少女。表現為經期或前後，週期性下腹部脹痛、刺痛、隱痛、痙攣性疼痛，甚至撕裂性疼痛，常伴有乳脹、小腹墜脹、腰痠背痛、噁心嘔吐、胃痛腹瀉、倦怠乏力、冷汗虛脫等全身徵狀，嚴重影響工作、學習、生活。

有明顯的痛經症狀，要去婦科作專業檢查。痛經分為原發性和繼發性兩類。經過婦科詳細檢查沒有發現生殖器官有明顯異常，則稱為原發性痛經，或稱功能性痛經。除體質和精神因素之外，原發性痛經主要與病人分泌期子宮內膜內前列腺素 PGF2α 含量過高有關。

臨床資料表明，不孕症中伴痛經者佔半數以上，並且發現痛經一旦消除，患者也隨即受孕。可見痛經與不孕的關系非常密切。

繼發性痛經由生殖器官（卵巢、子宮、輸卵管、陰道等）器質性病變引起，常見於盆腔炎、子宮內膜異位症、子宮肌瘤、節育器刺激、生殖道畸形等。

🌱 5. 陰道出血：看婦科

陰道出血（vaginal bleeding）為非正常的陰道出血，生理性月經週期出血不包括在內。病理性陰道出血也是婦科疾病的一種特異性症狀，如果出血量多導致貧血，本身也直接損害全身健康。

陰道出血可來自外陰、陰道、宮頸、子宮內膜，但以來自子宮的出血最多。陰道出血常常成為某些婦科疾病的首發症狀，如果予以重視，再學習一些相關知識，及時就診，有利於婦科疾病得以早發現、早診斷、早治療。

下列陰道出血的八種表現特點，供參考。

1）**月經量過多，或不規則出血，經期延長而週期不規律：**可能為功能性子宮出血，此病多見，因調節生殖的神經內分泌功能失常所致。

2）**月經量增多，經期延長但週期正常：**可能是子宮肌瘤、子宮肌腺症、功能性出血或放置避孕環所致。

3）**月經週期不規則的陰道出血：**常為功能性出血，但應先排除子宮內膜癌。

4）**長期持續陰道出血：**多為惡性腫瘤，如子宮頸癌、子宮內膜癌等。

5）**停經後仍不規則出血：**育齡婦女多考慮與妊娠有關的疾病，如流產、宮外孕、葡萄胎等；絕經後婦女則警惕生殖器惡性腫瘤的可能。

6）**性交後出血：**多為宮頸糜爛、宮頸息肉、宮頸癌或黏膜下肌瘤。

7）**陰道出血伴白帶：**多考慮為宮頸癌、子宮內膜癌伴感染。

8）**陣發性陰道血水：**有原發性輸卵管癌的可能。

讀後提要

- 症（病症、症狀）和病（疾病）完全不是一回事。症狀是病人感覺系統對於體內病變的主觀不適感和異常感，是對疾病某一方面問題的自我表感。

- 一般性症狀又叫做非特異性症狀，為不分系統或難分系統的疾病的警訊。非一般性症狀或稱特異性症狀，大致可分別歸屬於人體八大系統之某一系統或器官。

- 學會自辨症狀是病人和家人應當學習的病症之術，目的在於發現疾病早期預警（疑點），有利弄清方向，準確看病。

- 一般性症狀八項包括：乏力、消瘦、肥胖、水腫、低熱、腹痛、關節痛、出血傾向。

- 分系統的特異性症狀 22 項包括：意識障礙、抽搐、頭痛、眩暈、暈厥、視力障礙、聽力障礙、嘔吐、嘔血、便血、黃疸、腹瀉、心悸、胸痛、氣急、咳嗽、咯血、尿量異常、尿道刺激症、排尿困難、痛經、陰道出血。

Part 5

病徵之術：
識辨疾病的身上體徵

主要內容

　　這個部分是識病三步曲（症、徵、證）之二，主題為病徵之術。

　　徵，即體徵（病徵）。身體某部位的結構和功能因發病出現異常，對此作望、觸、叩、聽、嗅的實體檢查，可以發現疾病的體徵，這是醫生破案（診病）第二步：尋找線索。

　　體徵在病人身上體表，病人和家人本應為最佳的就近觀察者。自查或互查體徵，在病發處附近作自我檢查，更早、更直觀地收集身體異常的各種警訊，對於診病和看病同樣意義重大。

　　體徵中多項，實際上是對於前面已經敘述的一般性症狀和特異性症狀（疑點）進一步就近查找和探索，相當於沿著疑點找線索。

　　生命體徵用以判斷病情輕重和人身安危。人體多種排泄物的改變常反映體內某器官異常，可當作體徵的一種特殊形式。

　　本部分討論病徵之術，讓大家瞭解並進一步學會識辨疾病的身體徵象（包括生命體徵、身上體徵和排泄物異常）。自查和互查的方法來自對醫生常規查體手段的部分修正，可方便大眾運作和應用。

5-01 自查體徵 ——疾病發生的表徵

☆體徵（病徵）指身體某部位的結構和功能因發病異常，顯露到局部體表的徵象，又稱表徵。對人體作望、觸、叩、聽、嗅的實體觀察，是醫生破案（診病）第二步：尋找線索。生命體徵用以判斷病情輕重和人身安危。人體排泄物的改變常反映體內某器官異常，為身上體徵一種特殊形式。學做一些體表自查和泄物觀察，或由家人幫助做，為看病求醫爭取了寶貴的時間。

1. 體徵：疾病的身體徵狀

身體某部位的結構和功能出現異常，那裏是疾病的發生處，也是警訊的發源地。傳遞出來的警訊（疑點）被病人感覺系統發現和接收，那就是症狀，在上面「病症之術」中已作討論。有了疑點，接下來要尋線索。

如在疾病的發生處和發源地作一番實地觀察和調查，直接並主動去探索，可能尋得有關發病更清楚的線索。這就是醫生診病時為病人所作的身體檢查。體徵（sign）便是查體時發現的具有診斷意義的徵象（疾病線索）。

對人體作第一手實體觀察，從中分辨發病線索，對疾病診斷和醫生看病不可或缺。即便在醫療檢查突飛猛進的今天，也有效有用。

2. 生命體徵：安危的身體徵狀

直接有關生死的體徵稱之為生命體徵（vital signs），包括：呼吸、脈搏、血壓、體溫和瞳孔，是維持機體正常活動的支柱，缺一不可。

生命體徵是醫生對病人體格檢查中首要專案，用以判斷病情輕重和人身安危，甚至生命是否存在的主要指證。可以説，這是危重病症發出的緊急警報。醫生依據生命體徵的危急值狀況，發佈病危通知。

對於病人、家人和大眾來説，辨識那些生命體徵不僅僅為了發現疾病，有利看病；更重要的是區分判斷輕重緩急，以便報救、施救、搶救。

🌱 3. 身上體徵：望觸的自查意義

醫生以望、觸、叩、聽、嗅給病人做身體檢查，是一套訓練有素的臨床醫術。大眾學習自查體徵的方法，只要挑選其中的「望、觸」中一些易學、可行的專案，學做一些力所能及的體表自查，或由家人幫助做，有二大意義：

其一，時間上，警訊發源地就近觀察，直接便利，為抗病求醫爭取時間；

其二，部位上，在自己體表自查，結果的客觀性、正確性、可信性都大。

由眾多體徵中挑選了 20 項作為自查，依據下列三個標準：

1）對於識辨疾病警訊，有一定診療價值，比較重要；

2）自查的位置基本上在身體表面，只要眼觀手摸就可以做到；

3）自查的方法簡單，技術難度小，不用醫療器材，容易學會。

🌱 4. 體內排泄物：細微中一葉知秋

排泄物是生命運行和體內新陳代謝的產物，由一定途經排出體外。它們在外觀、形態、成分、數量上發生一定改變，常反映體內某系統、某器官異常變化。可以把排出在外的排泄物當作身體表徵的一種特殊形式，加以關注。

用檢查排泄物的方式看病診病由來已久。幾十年前筆者曾在沒有醫療實驗條件的地區行醫，常依靠觀察排泄物來判斷疾病。比如從口吐鮮血的特點推斷食道靜脈破裂出血，比如從濃血樣大便推斷為細菌性痢疾……。

與自查體徵一樣，排泄物最早接觸者正是病人或家人。瞭解排泄物的正常和異常，細微中一葉知秋，獲知疾病蛛絲馬跡，意義不容小覷。

5-02 五大生命體徵

　　☆呼吸、心跳、血壓、體溫為醫療上有名的生命四大體徵。本部分敘述病徵之術，從自查或家人互查來識辨生命體徵開始。自查或互查在方法上有所更動，比如聽心跳改為查脈搏。另外再加上查瞳孔這個在搶救病人時簡單方便，卻又十分有用的生命徵象。學會自查或互查五大生命體徵，對於自救、他救的意義極為重大。

1. 呼吸的自查和互查

　　正常人在安靜狀態下，呼吸穩定均勻，深淺適宜，一刻不停。

　　①**自查方法**

　　可以使用一分鐘時間，根據病人胸腹部的起伏次數觀察，一吸一呼為一次呼吸。如果觀察上有困難，可用棉絮置放鼻孔口觀察吹動的次數。

　　有人以胸廓起伏運動為主呼吸，是胸式呼吸；有人以腹部運動為主呼吸，是腹式呼吸。所以有時要觀察胸部和腹部二處的起伏。

　　②**查呼吸頻率**

　　成人一般每分鐘呼吸 16 ～ 20 次。經鍛鍊的人呼吸可以比較深長，有時在 16 次以下。兒童每分鐘 30 ～ 40 次，隨年齡的增長而減少，逐漸降到成人的水準。呼吸次數與脈搏次數的比例約為 1：4。

　　1）**呼吸增快（每分鐘超過 24 次）**：正常狀況見於情緒激動、運動、進食、氣溫增高。病理狀態下見於高熱、肺炎、哮喘、心力衰竭、貧血等。

　　2）**呼吸減慢（每分鐘低於 10 次）**：病理狀態下見於顱內壓增高、顱內腫瘤、麻醉劑或鎮靜劑使用過量、胸膜炎等。

　　③**查呼吸節律**

　　1）**潮式呼吸**：淺慢－深快－淺慢－暫停的循環模式，周而復始。見於重症腦缺氧或缺血、嚴重心臟病、尿毒癥晚期等。老人深睡有時會發生。

　　2）**間停呼吸**：正常節律呼吸幾次後停止，周而復始。見於腦炎、腦膜炎、顱內壓增高、胸膜炎、胸膜惡性腫瘤、肋骨骨折、劇痛時，臨終時也發生。

3）歎氣樣呼吸：正常節律呼吸幾次後插入一次很深的呼吸，常伴歎息聲。見於神經官能症、憂鬱症的病人。

🌱 2. 脈搏的自查和互查

心臟舒縮時，動脈管壁有節奏地、週期性地起伏搏動叫脈搏。自查和他查可摸動脈的搏動來初步瞭解心跳的狀況。

①自查方法

通常選用橈動脈搏動處，自己可用一側手指，測量另一側橈動脈。安靜休息 5 ～ 10 分鐘後，檢查者將食指、中指、無名指並齊按在手腕段的橈動脈處，按壓輕重以能感到清楚的動脈搏動為宜。數半分鐘或 1 分鐘的脈搏數。

危急時不能觸到脈搏時，不一定心臟停跳，可能因為重度休克、多發性大動脈炎、閉塞性脈管炎、重度昏迷等使得脈搏很弱。這時快快換測頸動脈（位於頸二側氣管側旁）和股動脈（大腿上端，腹股溝中點稍下方）的搏動。

②查脈搏頻率

正常脈搏次數與心跳次數相一致，節律均勻，間隔相等。白天活動多，脈搏快些，夜間活動少，脈搏慢些。

正常嬰幼兒每分鐘 130 ～ 150 次，正常兒童每分鐘 110 ～ 120 次，正常成人每分鐘 60 ～ 100 次，老年人可慢至每分鐘 55 ～ 75 次。

③觀察脈搏節律

在心房顫動、頻發性早搏等時，脈搏少於心率。有二種情況：

1）早搏為規則中不規則：幾次跳動後一次提前，或幾次跳動後停一次；

2）心房顫動為不規則中不規則：脈搏節律很亂，沒有什麼規律可言。

🌱 3. 血壓的自查和互查

血壓是血液在血管內流動時作用於血管壁的壓力，是推動血液在血管內流動的動力。左心室收縮時大動脈裏壓力最高，為收縮壓（俗稱高壓）；左心室舒張時大動脈裏壓力最低，為舒張壓（俗稱低壓）。收縮壓與舒張壓的差值稱為脈壓。平時所說「血壓」實際上指上臂肱動脈，即肘窩內血管的血

壓測定。

①自查方法——電子血壓計（臂式、示波法）

水銀柱式血壓計使用聽診器，適合醫用，自測和互測需經訓練。

電子血壓計已經較多日常家用。多數採用示波法。自測和互測都不難，使用方法簡便易學，按照說明書做。其中指式電子血壓計不精確；腕式電子血壓計使用方便，較多應用；臂式電子血壓計最為穩定，推薦使用。測量時需注意：

1）電子血壓計需要定期校準，一般每年一次；

2）測量前靜坐數分鐘，保持平靜，身體放鬆，測量中勿說話和移動；

3）測量時手掌放鬆，手掌向上，裸露手臂或僅穿薄衣進行測量；

4）血壓計袖帶正確佩戴位置，應在手臂肘窩上方 1 ～ 2 厘米處，袖帶包紮上臂時不能太緊也不能太鬆，以能放進一根手指為宜；

5）測量時袖帶中心處於與心臟同一高度；

6）每天固定一個時間測量血壓，固定一側上肢測量。

②正常血壓範圍

健康成人收縮壓為 90 ～ 140mmHg，舒張壓 60 ～ 90mmHg。

新生兒血壓較低：收縮壓為 50 ～ 60mmHg，舒張壓 30 ～ 40mmHg。

40 歲以後收縮壓可隨年齡增長而升高：40 ～ 49 歲 150mmHg 以下，50 ～ 59 歲 160mmHg 以下，60 歲以上 170mmHg 以下。

③血壓的正常波動和觀察

健康人在一天內會有 15 ～ 30 mmHg 的波動，高血壓病人更大。血壓還隨人精神狀態、時間、季節、體溫有變。幾次血壓測量值不同實屬正常現象。

正常人晚上起血壓漸降，至半夜 2 ～ 3 時降至最低，凌晨起血壓上升，至上午 6 ～ 8 時開始達到最高，下午 4 ～ 6 時再出現高峰，以後漸降。

通常上肢右側與左側的血壓不一樣，最高可相差 10 毫米汞柱。

有人一去醫院測血壓就高，稱為：「白大衣高血壓」，因面對醫生緊張，致血壓升高；而在家放鬆，血壓就低。所以在家自測或互測血壓反倒真實。

🌱 4. 體溫的自查和互查

人體內的溫度稱體溫。恆定體溫是保證生命活動正常進行的必要條件。

①自查方法

體表溫度受外界影響大，差異也大。身體深部體溫較恆定均勻，常規使用水銀體溫表，分別用口表、肛表和腋表測量三處較深部體溫。測量前必須檢查體溫計：完好無損壞；水銀柱在 35 度以下；消毒、擦乾。

1）口腔測溫：傳統的測溫方式。測量前半小時內不能進食、喝水、吸煙。小兒、不能合作者或意識不清的人不宜用。口表水銀端置於患者舌下部位，閉口，切勿用牙咬，也不要説話。至少測量 3 分鐘，取出。

2）直腸測溫：直腸體溫最接近深部體溫，但不方便。用於嬰幼兒、精神病患者、躁動病患者，但是家人必須手持肛表，以防體溫計斷裂或進入直腸。家庭使用時更要避免意外。測時屈膝側臥或俯臥，露出臀部，肛表用油劑潤滑後水銀端輕輕插入 3 ～ 4 厘米，至少測量 3 分鐘。

3）腋下測溫：方便安全，最常用的方法。腋表輕放患者腋下，水銀頭端位於腋窩頂部，讓患者夾緊，不能間斷持續 5 分鐘。如沒有夾緊會有誤差。

②正常體溫範圍

正常體溫腋下溫度為 36.5℃（範圍 36.0 ～ 37.0℃）；口腔舌下溫度為 37℃（範圍 36.3 ～ 37.2℃）；直腸溫度 37.5℃（範圍 36.7 ～ 37.7℃）。

一般直腸溫度比口腔溫度高 0.5℃，腋下溫度比口腔溫度低 0.5℃。

體溫不是一個溫度點，而是溫度範圍。正常體溫是多數人的平均數值，不是個體的絕對數值。也就是説，每個人的正常體溫範圍是不一樣的。

③體溫的變化和觀察

體溫雖然保持恆定和均勻，但也有一些生理波動：下午體溫比上午高；勞作、運動和進餐後略升高；女士經前或妊娠時稍高。

觀察體溫高低和確定有沒有發熱，必須注意下列狀況：

1）在每天相同的時段比較體溫，不同時間不一樣；

2）瞭解自己平時正常體溫範圍，要與自己的平時正常體溫作比較；

3）排除上述那些生理性的原因；

4）必要時每天不同時段測量幾次，記錄下來，有動態觀察。

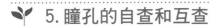

5. 瞳孔的自查和互查

瞳孔是眼睛虹膜中央的小圓孔，為光線進入眼睛的通道，直徑 2.5～4 毫米。正常人的瞳孔為圓形，兩側大小相等。瞳孔對光反射的中樞在中腦，臨床上常把它作為判斷中樞神經系統疾病及病情危重的重要警報。觀察瞳孔方法簡便，易學易做，而且意義重大，特別在危急病症，例如突然昏迷。

①互查順序

1）用拇指和食指分開上下眼瞼，露出眼球；

2）觀察瞳孔的大小、形狀、是否對稱；

3）用手電筒做對光反射（見下）；如果沒有電筒而病況危急時，可以用手遮眼後離開或再遮，借助外環境光亮，做粗略的直接對光反射。

②瞳孔對光反射

1）**直接對光反射**：用手電筒直接照射瞳孔並觀察其動態反應。正常人受光線刺激後瞳孔立即縮小，移開光源後瞳孔迅速復原。

2）**間接對光反射**：一手置於兩眼之間，以擋住手電筒光線照到對側。用手電筒照射一側瞳孔，可見另一側瞳孔立即縮小，移開光線瞳孔立即復原。

3）**對光反應遲鈍**：照射瞳孔時變化很小；移去光源後瞳孔增大不明顯。

4）**對光反應消失**：瞳孔對光毫無反應。

③查瞳孔的異常變化

1）**目觀兩側瞳孔散大**：常見於顱腦外傷、顱內壓增高、藥物影響、瀕死狀態。

2）**目觀兩側瞳孔縮小**：常見於藥物中毒（有機磷農藥、鎮靜安眠藥、毒草等）及藥物反應。

3）**目觀兩側瞳孔大小不等**：有顱內疾病，如腦外傷、腦腫瘤等疾病。

4）**對光反射遲鈍**：常見於昏迷患者。

5）**目觀瞳孔散大、固定，對光反射消失**：病危瀕死的信號，如同時伴有心跳、呼吸停止，表明已經死亡。

5-03 二十項身上體徵

☆查體徵，為醫生診斷疾病的必要手段。自查或互查身上體徵，是病人或家人在病發處附近（多在身體表面）更直觀地作自我檢查。本課列出的 20 項身上體徵，其中大部分是前面 Part 4 中一般性症狀和特異性症狀（提供疑點）的進一步就近檢查和探索（尋找線索）。為方便病人或家人運作，對自查或互查方法作了一些修正。

🌱 1. 面癱的自查

面癱（facial paralysis）為面部表情肌群運動障礙，即出現口眼歪斜、嘴巴歪斜。重要的是儘快弄清是中樞性面癱（如腦血管病），還是外周性面癱（如面神經炎），二者重輕急緩不同。

面部肌肉大體可分為上下兩部分：上部在眼眶周圍，下部在嘴巴周圍。面肌是臉部的表情肌，不同肌群收縮，可表現出人種種表情。通過做面部各處表情，來觀察哪裏面肌障礙，進而推斷支配的外周神經或中樞神經有問題。

上部面肌癱瘓表現為：不能揚眉和皺眉；額頭紋變淺或消失；眼閉合無力或完全不能閉合，以致會不斷流淚。

下部面肌癱瘓表現為：口角低垂，常見流涎、鼻唇溝變淺；不能聳鼻，不能鼓腮，或者口角漏氣；不能齜牙示齒，或者嘴向另一邊歪斜。

1）**中樞性面癱**：上部面肌同時接受兩側大腦神經中樞的控制，下部面肌只是接受對側大腦神經中樞的控制（右側大腦中樞控制左側下部面肌，左側大腦中樞控制右側下部面肌）。如一側大腦中樞有病變，只可能引起對側下部面肌的癱瘓，而不會引起二側上部面肌的癱瘓。

2）**外周性面癱**：不管上部或下部面肌，都共同接受同側外周腦神經中面神經支配。如一側面神經受損傷時，會產生這側上部和下部面肌同時癱瘓。

🌱 2. 肢癱的自查

四肢肌肉隨意活動能力稱為肌力，其減退或喪失稱為肌癱。

①**肢癱的觀察方法**

觀察肌力用於自查和家人互檢，重在有或無，重與輕的推斷。

1）正常人： 平臥時雙足與床面自然垂直，不會倒下。

2）輕度癱瘓： 雙上肢平伸，舉於胸前，掌心向下，肌力差的肢體會先落下。下肢取仰臥，雙膝曲成 90 度，肌力差的肢體會很快伸直，並向外側倒下。

3）中度癱瘓： 肢體可在平行位置移動，但是無法向上行方向活動；

4）嚴重癱瘓： 癱瘓的肢體不能移動；

②**肢癱的不同類型**

根據病因和部位的不同，肢體癱瘓可以有幾種類型：

1）偏癱： 單側上下肢體癱瘓，見於腦血管疾病，如腦出血、腦梗塞；

2）單癱： 單一肢體癱瘓，見於周圍神經損傷，如單側神經受到擠壓；

3）截癱： 損傷平面以下肢體感覺、運動的異常，多見於脊髓損傷。

🌱 3. 肥胖（BMI）的自查

肥胖為多因素引起的代謝性疾病，與不少疾病發生有關，如癌症、心腦血管病、糖尿病、睡眠呼吸暫停症、骨關節病、抑鬱症、脂肪肝、不孕等。

隨生活水準提高，越來越多人加入肥胖的隊伍。同時，不少人並不清楚自己是否肥胖，盲目減肥，反損害身體健康。

用國際通用的體重指數（BMI）自查，是判斷肥胖的科學而實用的方法。

BMI 值 = 體重（公斤）÷ 身高（米）的平方；判斷數值如下：偏瘦為 BMI 值小於 18.5 時；正常為 BMI 值在 18.5～23.9 之間；超重為 BMI 值處於 24～27.9；肥胖為 BMI 值大於 28。

如某人身高是一米八，體重是八十公斤。$80 \div 1.8^2 = 24.69$。因為大於 24，為超重。

BMI 考慮了體重和身高二大因素。局限在於：評估身材，但不區分其中成分。有些 BMI 增高的不是脂肪增多，而是肌肉或者其他組織增多。

🌱 4. 頭部外傷的自查

外界暴力直接或間接作用於頭部所造成損傷，必須立即送醫。

家人可以通過意識等觀察，估計腦損傷的嚴重程度。

1）腦震盪：意識障礙常在半小時之內恢復，為腦輕度損傷。必須注意，顱內出血可以晚到三周後才出現。

2）中重度腦損傷：意識障礙不恢復，甚至出現生命體徵。

3）顱骨骨折：鼻部或耳朵流出黃色的液體或血水。

🌱 5. 肢體外傷的自查

發生肢體外傷，自查重點為估計肢體受傷的輕重，同時現場緊急處理。

1）受傷嚴重：傷肢部分或全部失去感覺或活動功能。

2）不完全和完全性骨折：外傷後是否發生骨折，可從傷後症狀及功能障礙兩方面加以分析：

* 如果受傷處劇烈疼痛，局部腫脹明顯，有嚴重的皮下瘀血、青紫、出現外觀畸形時，發生骨折的可能性較大；
* 有功能障礙，如傷及手臂，手的握力差，甚至無法提起東西；如傷及下肢，不能站立或行走；如腰部骨折，只能平臥而不能坐位；
* 傷肢產生畸形（如縮短、旋轉、扭曲等），不應該活動處可產生活動，移動患肢可聽到骨斷端相互摩擦的聲音。

3）斷肢：斷肢近側端用清潔敷料加壓包紮，以防大出血，最好不用止血帶。如必須用止血帶，則每小時應放鬆一次。斷離下來的肢體其斷面用消毒敷料覆蓋包紮，裝入塑膠袋，紮緊後放入容器，上蓋後放入盛有冰塊的保溫瓶中。快速送醫，爭取時間，做斷肢再植手術。

🌱 6. 外傷外出血的自查

1）毛細血管出血：血液從傷口滲出，呈水珠狀，顏色從鮮紅變暗紅，量少，找不到明顯的出血點，危險性小。

2）**靜脈出血**：血液緩慢不斷地從傷口流出，暗紅色，其後因局部血管收縮，血流逐漸減慢；如時間長、出血量大，有一定危險性。

3）**動脈出血**：血液隨心臟搏動從傷口噴射湧出，速度快，顏色鮮紅，出血量多，不及時急救止血，能危及生命。

7. 外傷內出血的自查

外傷內出血（內臟出血）狀況緊急，但觀察不易。首要是判斷有沒有內出血，而不是弄清哪裏出血。後者是醫生的任務。

失血量達到全身血量（成人 4,000 ～ 5,000 毫升）的 20%（800 ～ 1000 毫升）以上時，會出現休克症狀：四肢發涼，臉色蒼白，全身冷汗，心慌氣短，煩躁不安或反應遲鈍，搏搏細弱或無。緊急送醫，儘快搶救！

如果外出血的量達到上述的量，當然會出現休克症狀。但是，如外出血的量不大，仍然出現上述休克症狀，或外出血的量與傷者的症狀不匹配，則提示可能有內臟出血存在，更應高度警惕。

8. 視野的自查

人的頭部和眼球固定不動的情況下，眼睛觀看正前方物體時所能看得見的空間範圍，稱之為視野。

甲醇中毒、高眼壓症、老年人垂體瘤、代謝性白內障、中心性漿液性脈絡膜視網膜病變、青光眼、球後視神經炎等疾病都可以出現視野的缺失。

視野檢查是專業性眼科檢查。對照法視野檢查可在家人協助下簡單檢查。

1）家人視野必須正常；

2）家人面對面坐在受檢者前，相距 1 米。彼此注視，雙方眼睛保持在同一水準高度；

3）將受檢者一眼遮蓋，家人伸出自己的手指，在兩人之間從各個方向由外周向中心慢慢移動，受檢者看到家人手指出現的剎那，立即告知；

4）如果受檢者與家人一樣，在各個方向同時看到移動的手指，說明受檢者的視野大致正常；如果家人已經在某個方向看到移動的手指，但是受檢

者還沒有看到，説明受檢者的視野在這個方向上有缺失；

5）如果懷疑視野有缺失，必須去眼科做專業檢查。

🌱 9. 小兒聽力的自查

嬰幼兒、兒童時期如發生耳聾又不及時發現和治療，將會造成終身聾啞。所以家長密切關注小兒不同時期的聽力，至關重要。家長可對照下列聽力缺失時間表，自查小兒聽力有沒有問題。必要時求醫做進一步檢查和評估。

1）**嬰孩時期：**

1～3 個月：對突然而來的巨響沒有反應；

3～6 個月：不能尋找聲源；

6～9 個月：對講話中被提及的人或物，不會去看；

9～12 個月：不懂得對某個動作的指示，如：把書拿給我；

12～15 個月：仍然不能能説出單字，如：爸、媽、球；

15～18 個月：從鄰房呼喚他，沒有反應；

18～24 個月：仍然不會説兩個字的短句；

24～30 個月：能説字，但是少於 100 個；

30～36 個月：仍然不能運用 4 至 5 個字的句子。

2）**兒童時期（3 歲以上）**

* 交談時他表現出不明白的表情，或常常會問「什麼」或「你再説一遍」；

* 呼叫孩子時反應遲鈍，或沒有反應，或在一側喊他時，他卻轉向另外一側；

* 他與人交談時，總是緊盯講話人的嘴，這是耳聾特有的「讀唇」習慣；

* 孩子發音不準，講話不清；

* 看電視或聽收音機時，要離得很近，或將聲音開得很大；

* 上課注意力不集中，對老師提問常答非所問。

10. 老人聽力的自查

老年性耳聾因衰老而發生，表現為雙耳同時或先後發生聽力下降，緩慢進行性加重。早期耳聾可一側偏重，一側偏輕，後期則雙耳耳聾程度一致。早期時可以通過自查或他查的簡單方法，評估老人的聽力。以及早發現早治療。

1）低強度高頻聲識別困難：早期時表現為高頻聽力下降，對音響頻較高的聲音聽覺差，如電話鈴聲、門鈴聲等。

2）語言辨別率降低：雖聞其聲，不解其意。能聽到聲音，但聽不清內容。打電話常說聽不清，電視機音量要開大，經常讓人重複他們所說的話。

3）重振現象：對於比較弱的聲音聽不見或聽不清，對於比較強的聲音承受能力又降低。出現「小聲聽不到，大聲嫌人吵」的現象。

4）多數有耳鳴

11. 皮膚和黏膜黃疸的自查

有二種狀況不是黃疸，需要辨別：

其一，老年人眼球結膜常有微黃色脂肪堆積，與均勻分佈的黃疸不一樣，在鞏膜上黃染是不均勻的，以內眥較明顯，而皮膚無黃染；

其二，如過量進食紅蘿蔔、南瓜、番茄、柑桔等蔬果，含有的胡蘿蔔素可能引起皮膚黃染，但是鞏膜和黏膜一般沒有黃染，所謂假性黃疸。

黃疸自查要注意下列問題：

1）黃疸較輕微時表現為鞏膜和軟齶黏膜黃染；較明顯時出現在皮膚上；

2）黃疸在皮膚上的程度從輕到重分別表現為檸檬色、桔子色、黃綠色；

3）黃疸較深時，尿、痰、淚液及汗液也被黃染，唾液一般不變色；

4）梗阻性黃疸時尿色深如濃茶，而糞便顏色可變淡，膽道完全阻塞時糞便似陶土色；溶血性黃疸時尿如醬油色，糞便顏色也加深；肝細胞性黃疸時，尿色輕度加深，糞便色澤呈淺黃色。

12. 皮膚和黏膜紫紺的自查

血液中還原血紅蛋白增高（血中氧飽和度低）和存在異常血紅蛋白時，皮膚和黏膜會出現青紫色。紫紺在指甲床、口唇、臉頰、鼻尖等處容易觀察到，因為那裏血管豐富、皮膚薄、色素少。

1）**中心性發紺**：心肺病引起，紫紺在全身。

2）**周圍性發紺**：外周血管循環障礙，發生在四肢末端、鼻尖、耳垂。

3）亞硝酸鹽中毒、某些疾病引起血中異常血紅蛋白，也會發生紫紺。

13. 皮下出血的自查

皮下出血除了外傷外還常見於：血液系統疾病、感染、中毒等。

1）大片皮下出血或血腫容易發現。

2）較小皮下出血表現為出血點（瘀斑、紫癜、瘀點），不高出皮膚，壓後不退色。紅色皮疹壓之退色，而紅痣雖然壓後不退色，但高出皮膚。

14. 皮膚水腫的自查

1）**紅腫**：足面皮膚被蟲咬或發生感染，會引起局部紅腫，伴有局部皮膚熱、痛覺。自查局部有沒有傷口，有沒有紅腫熱痛並存，不難弄清。

2）**長期單側的腳水腫**：原發性下肢深靜脈瓣膜不能緊閉引起血液逆流。

3）**皮膚凹陷性水腫**：因病理性原因，細胞外液中水分積聚致皮膚腫脹，包括眼瞼及顏面、四肢、全身。自覺鞋子變緊，可能是水腫早期信號。用指尖朝骨的方向壓脛骨 30 秒後放開，若無水腫就會復原；若凹陷不復，可證實是凹陷性水腫。同時會出現皮膚蒼白、腫脹、皺紋變淺，局部溫度較低等。

4）**皮膚非凹陷性水腫**：生理性原因也可引起皮膚水腫，但非凹陷性。

15. 貧血的自查

血液中血紅蛋白和紅血球減少，出現貧血，表現為皮膚、黏膜蒼白。

1）肢體皮膚的顏色與色素、血管分佈、皮下脂肪有關，不易觀察。

2）在指甲床、口唇、眼結膜等處容易觀察。

3）慢性貧血皮膚黏膜表現比較明顯，但全身症狀（頭暈、口渴、乏力、昏厥等）不明顯；

4）急性失血引起的急性貧血往往皮膚黏膜表現不大明顯，但全身症狀（頭暈、口渴、乏力、昏厥等）明顯。

16. 急性腹痛的自查

腹痛隨人而異，隨病而異，腹部體檢是不易學會。作為患者或家人要懂得，腹部疼痛劇烈難熬，必須就診。此外自己壓觸腹部時發現有下列一項或幾項發現時，也必須速速急診，因為有可能患有一些嚴重的疾病（如急性胰腺炎、胃腸穿孔、急性闌尾炎、急性膽囊炎膽石症等），甚至需急診手術。

1）腹壁明顯緊張，甚至有強硬感。

2）腹部局限處有明顯而嚴重的壓痛。

3）上述壓痛時感覺有所平穩時，突然把手放起，此時疼痛反而明顯加重，稱為反跳痛。

17. 淺表淋巴結腫痛的自查

淋巴結遍於全身，可以觸摸到的是淺表淋巴結。自查中要懂得淺表淋巴結的正常狀況如下：大小只有 0.5 公分以下，不容易摸到；質地較軟；沒有壓痛或觸痛；局部能活動，不黏連；局部皮膚沒有紅腫。

如果自查發現有一項或幾項異常，要去就醫，進一步檢查。

18. 乳房的自查

經期前後和哺乳時乳房受生理性影響較大。在月經開始後七天（即月經週期剛結束）是女士自查乳房理想的時間。

表面觀察，可以照鏡自看。自查觸摸乳房時的方法有下列四步：

第一步，左手上置頭部後側，以右手查左乳；

第二步，用手指的指腹（不是指尖）輕壓乳房，來感覺有無硬塊；

第三步，從乳頭開始以環狀方向檢查，逐漸向外檢查；

第四步，用相同方法檢查右乳。

檢查時需要關注下列各問題，如有發現或懷疑，必須及時就醫：

1）二側是否對稱，大小、形狀有沒有發生改變？

2）皮膚有沒有凹陷、紅腫、潰瘍？

3）乳頭有沒有回縮，有沒有分泌物（乳頭溢液）？

4）發現乳房腫塊，要檢查腫塊的位置、形態、大小、數目，以及腫塊的質地、光滑度、活動度和有沒有觸痛等。

19. 正常妊娠的自查

按照時間先後，孕媽媽出現下列變化，據此可以判斷有沒有妊娠：

1）**停經**；

2）**尿液做妊娠試驗**：絨毛膜促性腺激素（HCG）陽性最早 5 周可以出現，最好用濃縮晨尿檢測，可以提高檢出率；

3）**超聲波**：早在 5 周時便可以發現；

4）**早孕反應**：常在停經後 6 ～ 13 周出現，為頭暈、乏力、思睡、無食慾、厭油膩、噁心、嘔吐等；

5）**胎心音**：在妊娠 18 ～ 20 周用聽診器可聽到，正常每分鐘 110 ～ 160 次；

6）**胎動**：一般在 20 周後母親可以感覺到。

20. 妊娠早期出血的自查

孕早期見紅，指妊娠 12 周內陰道出現少量血性分泌物。大概有 25% 孕婦會在孕早期有不同程度的見紅現象。進行自查同時，及時就醫。

1）**除了觀察出血的量大量小，還要從出血顏色來判斷輕重：**

  * 如出血褐色，不用過於擔心，表示出血已止，多加休息和避免運動；

  * 如出血鮮紅色，要高度注意，立即就醫。

2）**出血原因不少，並不一定是先兆流產：**

  * 植入性出血：受精一周後受精卵著床子宮壁，一、二天內可有輕

微出血；

* 宮頸息肉、糜爛：很容易因懷孕時荷爾蒙的改變而造成表面微血管破裂；

* 先兆流產：胎兒染色體異常（50% 以上）、子宮先天發育異常及後天缺陷、免疫、感染等因素都容易造成流產；

* 宮外孕：懷孕 7～8 周時產生不正常陰道出血，甚至有嚴重腹痛；

* 葡萄胎：懷孕初期有不正常陰道出血，嚴重孕吐，甚至心悸等症狀。

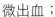

5-04 十二種體內排泄物

☆日常生活中體內不少排泄物定時或不定時排出。發病時這些排出物可能發生一些異常。實驗室的技術手段把這些發病線索放大成為疾病的證據，這就是化驗，將在 Part 6 中討論。排泄物既為重要物證，其釋出的有病線索為什麼不可以提早做自查？對排出在外的排泄物當作身上體徵的一種特殊形式，加以關注。眼觀鼻嗅，最早接觸到這些排泄物的人正是病人自己。

1. 鼻涕的自查

鼻涕（nasal discharge）是鼻腔黏膜分泌的黏液，以其濕潤黏住吸入的灰塵和微生物。正常時量少。鼻腔分泌物增多時，會流鼻涕，多從前鼻孔流出，有時也可以從口腔中吐出。鼻涕質的改變是鼻部疾病的重要信號。

1）**水性鼻涕**：稀薄透明，見於過敏性鼻炎和急性鼻炎早期。

2）**黏液——膿性鼻涕**：黏稠，有時黏液中混合膿液，多見於慢性單純性鼻炎或急性鼻炎的恢復期、慢性鼻竇炎。

3）**膿性鼻涕**：以膿液為主，有時還伴有不同程度惡臭，多見於炎症發展到骨質，以及鼻腔異物及惡性腫瘤部分壞死。

2. 鼻衄的自查

鼻衄（epistaxis）也稱鼻出血。單側鼻出血多由鼻部疾病引起，雙側鼻出血可能為全身疾病所致。鼻出血自查要關注幾種狀況：

1）**當心把咯血和嘔血誤為鼻衄**：咯血液經鼻腔咯出，或大量嘔血時從口腔及鼻腔湧出，不能誤為鼻出血；

2）**當心把鼻衄誤為嘔血**：鼻腔後部小動脈破裂導致出血時，出血常迅速流入咽部，並從口中吐出，不要誤為嘔血。患有高血壓和動脈硬化的中老年人發生鼻出血，常會有這樣的表現；

3）**分泌物帶血**：顯示出血量少，可見於鼻腔異物、鼻石、黴菌性鼻竇炎；

4）**回吸涕帶血**：從鼻腔回吸入的鼻涕流入口腔，之後由口而吐出。回吸涕中帶血，常常是鼻咽癌的重要症狀。

🌱 3. 痰液的自查

痰液（sputum）是肺泡、支氣管和氣管的分泌物，為使呼吸道保持濕潤。健康人痰液量很少。有病時分泌增多，並混合一些成分，形成痰液。

痰液自查指對痰液一般性狀作觀察，痰液特徵常是某種疾病的重要警訊：

1）**鐵銹色痰**：可能大葉性肺炎；

2）**白色泡沫黏液痰**：可能支氣管炎、支氣管哮喘；

3）**黃色膿痰**：可能化膿性呼吸道感染；

4）**大量膿性泡沫痰**：可能肺膿腫和支氣管擴張；

5）**紅色泡沫痰**：可能肺水腫（左心衰竭）。

🌱 4. 咯血物的自查

咯血（hemoptysis）指下部呼吸道（氣管、支氣管、肺）出血，通過咳嗽的動作由口中排出，伴有咳嗽、咳痰。

1）口中排血，應與口腔、咽部、鼻腔的出血以及嘔血相區別。

2）咯血不僅可由呼吸系統疾病引起，也可以由循環系統疾病、外傷或其他系統疾病引起。

3）如咯血量不大，只是痰中帶血；如咯血量較大，可以直接咳出鮮血。

🌱 5. 嘔吐物的自查

胃強力收縮使得胃內容物由胃、食道經口腔急速排出體外。這個不正常動作稱為嘔吐，吐出東西為嘔吐物。嘔吐物的量、性狀和氣味等提示相關的疾病：

1）量大，且含有腐爛食物提示幽門梗阻伴胃瀦留及小腸上段梗阻等；

2）為咖啡樣或血性，見於上消化道出血；

3）含有未完全消化的食物，則提示食道性嘔吐（賁門失弛緩症、食道憩窒、食道癌等）和見於神經性嘔吐；

4）含黃色苦味膽汁，常見於頻繁劇烈嘔吐、十二指腸乳頭以下的腸梗阻、膽囊炎、膽石症及胃大部切除術後等；

5）有大量酸性胃液，見於高酸性胃炎、活動期十二指腸潰瘍或胃泌素瘤；

6）有酸臭味者，或胃內容物有糞臭味，提示小腸低位梗阻、結腸梗阻等。

6. 嘔血物的自查

患者直接嘔吐血液，或嘔吐物中有血，稱之為嘔血。

1）不同的表現可以推斷上消化道出血量

＊大便潛血陽性：出血達 5 毫升以上；

＊黑便：出血達 50 毫升以上；

＊出現嘔血：出血達 250 ～ 300 毫升。

2）觀察嘔血量和性質，可以推斷消化道出血的輕重和來源

＊血量不大呈暗紅色，見於急性胃炎、胃潰瘍；

＊血量大呈鮮紅色，提示上消化道（食道、胃、十二指腸等）急性出血；

＊血量很大甚至以噴射狀嘔出，可能是食道靜脈破裂出血，非常危急。

3）排除假性嘔血

鼻、咽、喉、口腔出血，經吞咽後再行嘔出。

4）排除全身性出、凝血障礙疾病

7. 尿液的自查

用新鮮尿液（urine）做化驗是常規檢查。但是平時小便時，多注意尿液的顏色和氣味，自查也不難。

1）**尿液的顏色**：

* 清澈：如果清如白開水，表明喝水量大。過量飲水導致鹽分過度流失。

* 透明淺黃色：尿液常見的健康色，也表明體內有充足的水分。

* 暗黃色或琥珀色：體內缺水的信號，喝水以增加水分的補足。尿中大量膽紅素。一些藥物也可以使得尿液變黃。

* 棕褐色：類似於黑啤的顏色，重度血尿，變性血紅蛋白尿，或可能處脫水狀態，也可能肝膽出現問題。儘快去醫院就診。

* 綠或藍色：多與服藥有關。大量服用消炎藥可現藍色尿液。

* 泡沫：排尿後有一些泡沫是正常的。不過尿液泡沫比較多，説明尿液中已經出現了蛋白成分，是腎臟疾病的信號，要重視。

2）**尿液的氣味**：辨別尿的氣味要用新鮮尿液。

* 有氨味：表明尿在體內已被分解，是膀胱炎或尿瀦留的一個信號。

* 有蘋果味：可能有嚴重饑餓或糖尿病酸中毒。

* 有腐敗腥臭味：常見於膀胱炎及化膿性腎盂炎。

* 有糞臭味：長期進食大蒜、蔥頭或帶特殊氣味藥物，也可見於膀胱結腸瘺。

🌱 8. 血尿的自查

1）**假性血尿**：淺紅色或粉紅色

* 有些食物食用後，如甜菜、藍莓等紅色蔬菜；

* 有些藥物食用後，如氨基比林、苯妥英鈉、利福平、酚紅等；

* 女性月經期間，經血混入尿中；

* 血紅蛋白尿呈暗紅色或醬油色，不混濁無沉澱，無或僅有少量紅血球；

* 卟啉尿棕紅色或葡萄酒色，不混濁，無紅血球。

2）**肉眼血尿**：尿液中可看到有鮮紅血液，是泌尿生殖系統嚴重疾病的警訊，可能由結石或腫瘤所致。必須就醫作檢查。肉眼血尿有不同表現：

* 尿呈淡紅色像洗肉水樣，提示每升尿含血量超過 1 毫升；

* 尿呈血液狀，表明出血嚴重；

*尿呈暗紅色，常常在腎臟出血時，尿與血混合均勻；

*尿呈鮮紅色，有時有血凝塊，膀胱或前列腺出血。

3）尿三杯試驗弄清血液來自哪裏：用清晨起床第一次尿液，先後把尿液分別接放在三個杯中。

*第一杯尿內有血，説明病源可能來自尿道；

*第二、第三杯尿有血，病源可能來自膀胱；

*三杯尿都有血，而且均勻一致，病源可能來自腎臟。

9. 大便的自查

正常糞便（faeces）為棕黃色，成形軟便。外觀大便可見有病信號：

1）鮮血便：見於內外痔及肛裂出血、直腸癌出血等；

2）柏油便（黑而有光澤）：見於上消化道出血；

3）膿血便：見於細菌性痢疾、潰瘍性結腸炎、大腸癌等；

4）灰白色便：見於膽道梗阻（陶土樣便）及鋇餐檢查後（排鋇）；

5）帶有黏液：見於小腸及大腸炎症；

6）便稀：可見於感染性或非感染性腹瀉，如急性胃腸炎；

7）呈米湯樣：見於霍亂、副霍亂；

8）量大、次數多，呈黃綠色並有膜狀物：考慮腸道菌群失調；

9）扁形帶狀便：可能肛門狹窄或肛門直腸附近有腫瘤擠壓所致。

10. 便血物的自查

黑色和紅色的大便是下消化道出血（腸道出血）的症狀，也可能是因為飲食和藥物，如吃了大量朱古力或者含大量紅色色素的食物。

1）鮮紅的或紫紅、暗紅大便，時間稍久後可以凝固成血塊：可能痔瘡、腸息肉、肛裂等；或者上消化道出血量很大，下流到腸道。

2）膿（黏）液血便：多見於直腸或結腸內的腫瘤及炎症。

3）黑便或黑色柏油樣大便：小腸出血或上消化道出血，下流到腸道。

4）新生兒黑色的柏油狀糞便：出生後 2～4 天內把所有的胎糞排出，之後黑色的柏油狀糞便轉變成土綠色，並保持糊狀的稠度。

🌱 11. 精液的自查

正常精液（semen）是一種黏稠的液體。自查精液作一般觀察，如發現問題，可就醫做精液各項分析檢測。

1）精液量：禁慾 5 ～ 7 天後，一次排精射出的體積正常量應在 1.5 ～ 2 毫升，多於 8 毫升為過多，少於 1.5 毫升為過少。過多過少均可導致不育。

2）顏色：正常精液灰白色或略帶黃色，液化後為半透明的乳白色，久未射精者的精液可略顯淺黃色。

　　＊ 如出現黃綠色，表示生殖道或副性腺可能炎症（前列腺炎、精囊炎）。

　　＊ 如紅色（包括鮮紅、淡紅、暗紅或醬油色），應懷疑含有血液（血精），常見於副性腺、後尿道炎症等，也可見於結核或腫瘤。

3）氣味：精液的氣味是由前列腺液產生的，正常為腥臭味。如果缺乏這種腥臭味，可能前列腺分泌功能受損。

4）液化時間：精液剛排出體外呈凝膠狀態，60 分鐘內完全液化成流動狀態。如精液射出 30 分鐘後仍不液化，為不正常。

🌱 12. 陰道白帶的自查

白帶（leucorrhea）為女性陰道正常分泌物，由陰道黏膜滲出物、宮頸管及子宮內膜腺體分泌液混合而成。正常情況下白帶質與量隨月經週期而變：

其一，月經乾淨之後：白帶量少、色白，呈糊狀；

其二，月經中期卵巢即將排卵時：白帶增多，透明，略黏，蛋清樣；

其三，排卵 2 ～ 3 天之後：白帶量少，變混濁，稠黏；

其四，行經前後：因盆腔充血，陰道黏膜滲出物增加，白帶往往增多。

有病時白帶的質與量隨之發生變化，自查關注下列變化：

1）乳酪狀白帶或豆腐渣樣：為黴菌性陰道炎，常伴嚴重外陰瘙癢或灼痛；

2）稀薄膿性、黃綠色、泡沫狀、有臭味：為滴蟲性陰道炎，伴外陰瘙癢；

3）**灰白色、稀薄魚腥臭味**：可能為細菌性陰道病，伴外陰輕度瘙癢；

4）**黏稠膿性、色黃或黃綠、多臭味**：細菌感染所致，見於淋病奈瑟菌陰道炎、急性子宮頸炎、陰道癌或子宮頸癌併發感染，宮腔積膿或陰道內異物殘留等；

5）**水樣稀薄、如米泔狀，腥臭味**：晚期宮頸癌、陰道癌或黏膜下肌瘤等；

6）**血性，混有血液，血量多少不一**：考慮宮頸癌、子宮內膜癌、宮頸息肉合併感染、子宮黏膜下肌瘤等，放置宮內節育器亦可引起血性白帶。

讀後提要

♥ 醫生查體是診病重要一環。病人及家人也可以自查和互查疾病的身上體徵，可能找到疾病線索，對於診病和看病同樣價值不凡。

♥ 望、觸、叩、聽、嗅是醫生查體並診斷疾病的拿手本事。本部分以較容易操作的望和觸為主要手段，修正並提供給大眾自查、互查的簡便方法。

♥ 自查和互查的身體徵象包括生命體徵、身上體徵和排泄物觀察三個部分。

♥ 呼吸、心跳（查脈搏）、血壓、體溫，加上查瞳孔，為生命五大體徵。自查或互查不難學會，對於自救、他救的意義很重大。

♥ 本冊介紹了 20 項身上體徵可作自查和互查：面癱、肢癱、肥胖、頭部外傷、肢體外傷、外傷外出血、外傷內出血、視野、小兒聽力、老人聽力、皮膚和黏膜黃疸、皮膚和黏膜紫紺、皮下出血、皮膚水腫、貧血、急腹痛、淺表淋巴結腫痛、乳房、正常妊娠、妊娠早期出血。

♥ 12 種體內排泄物可作自我觀察：鼻涕、鼻衄、痰液、咯血物、嘔吐物、嘔血物、尿液、血尿、大便、便血物、精液、陰道白帶。

Part 6

病證之術（上）：
識辨疾病的常用化驗

主要內容

　　診病如破案，第一步發現疑點（病症），第二步找尋線索（病徵），第三步採集證據（病證）。現在到了關鍵第三步：採集疾病相關證據。主要二類：臨床化驗（本部分敘述）和特殊檢查（下部分再述）。

　　化驗就是在實驗室用顯微鏡和理化方法，使標本中異常（疾病可能的證據）得以顯露，並予放大。其結果以數字大小或者陰性陽性形式顯示在化驗報告單上。本部分第一課讓你瞭解化驗的奧秘和識辨化驗報告的門路，也是讀懂後面五課五系列檢測專案的入門導言。

　　臨床化驗的檢測標本是身體的排泄物及抽取物（如血液、胸水、腦脊液等），其中最主要是外周血。對化驗各專案，沒有按照醫療專業分類、歸類，而是依照大眾易懂易學的方式進行編排、撰寫。

　　五個系列檢測項目的內容包括：血液常規檢測中可以獲取多種有用資訊；檢測尿、排泄物等體內排泄物從中採集疾病的物證；四高指標對於早期發現和觀察一些常見多發慢性病的意義不小；器官功能檢測主要觀察多系統和器官的功能、代謝方面量的變化，懂得各指標的選擇和應用；對於各種腫瘤標誌物檢測的誤區甚多，對其臨床參考價值要有恰如其分的認識。

6-01 自讀化驗報告
——疾病證據初採集

☆病證即診斷疾病的證據，「破案」證據的採集主要二類：臨床化驗和特殊檢查。本部分説化驗，採集的是上課所述排泄物，加上體內抽取物（如血液、胸水、腦脊液、骨髓等），在實驗室用顯微鏡和理化方法，把其中異常（疾病的證據）放大，以數字大小或者陰性陽性形式顯示在報告上。本課讓你瞭解其中的奧秘和識辨化驗報告的門路。

🌱 1. 標本好壞：祛除影響

化驗（test）又稱實驗室檢測（laboratory test），其標本來自三類：

1）**血液**：最多的化驗標本來自外周血，從靜脈中抽取。個別化驗需要抽取動脈血（如血氣分析）；

2）**身體排泄物或分泌物**：為前述「5-04 十二種體內排泄物」中一些排泄物，主要有尿液、糞便、精液、前列腺液、白帶、痰液、嘔吐物等；

3）**體內抽取物**：通過各種穿刺方式從體內抽吸一些體液或液態物質，用以化驗，包括胸水、腹水、腦脊液、骨髓等。

標本採自人體，後經體外處理，再在實驗室檢測，全部化驗過程中每一步不慎都可影響結果。除醫技人員應負責任外，病人和家人多知一些相關知識，化驗標本便能少受一些影響。化驗標本合格與否是結果正確的前提。

1）**飲食**：有無空腹對血糖或血脂檢測結果影響大，必須早上空腹抽血，前一晚清淡飲食，還要避免吸煙和喝酒。肉食、咖啡可能使血肌酐（Cr）升高。

其他血液生化檢查不必空腹抽血，不過如能空腹，對化驗影響會更小。

2）**運動**：抽血前一段時間處於安靜狀態。劇烈活動可引起血肌酸激酶（CK）、血尿素氮（BUN）增高。

3）**服藥**：採標本前 1～2 天能停藥最好。維他命 C 會使乳酸脫氫酶（LDH）輕度降低，口服避孕藥會導致甘油三酯（TG）升高。

4）**新鮮**：自採的標本保持新鮮，儘快送檢，十分重要。

🌱 2. 數字大小：粗分正異

很多化驗室檢測報告以數字表達，後面附有正常參考值（normal reference value）。比較一下檢測結果與正常值之間的同與不同，應是絕大多數人收到化驗報告的第一反應。解讀寫滿數字的檢驗報告，當然是醫生的任務。但是，就診幾分鐘、十幾分鐘的醫患問答，病人難得要領。識數字的秘密，先要解開正常值從何而來的謎。

對於一批無病正常人，統一使用相同的方法，測定同一項化驗指標。從所有測定的數據中計算出中位數和標準差（表示一組數據的平均值分散程度）。中位數加上和減去 1.96 倍的標準差，這樣一個數據範圍被界定為該化驗指標的「正常值」範圍：**「正常值」範圍 = 中位數 ± 標準差 X 1.96**。上述測定的資料屬正態分布，且確定取雙側界值（即數值太高太低都不正常）。

理解了正常參考值的由來，對報告上數字作由淺到深的認識。

1）**正常人群有差異**：正常人群之間的身體狀況會有生理性差異。雖然採用同一種方法，但在不同時間不同身體狀況下，正常人某項化驗指標的測量數據之間當然也會出現差異，顯示為一定分佈範圍，而不會集中在某個數據。

2）**正常值範圍只適合多數人**：據上方法，醫學上認為，只是 95%（並非 100%）的正常人在這個「正常值」範圍內，5% 的正常人可以高於或者低於這個「正常值」範圍。正常值範圍不適合所有人。

3）**正常人測量數據可能「異常」，而異常人測量數據也可能「正常」**：進而說，少數人測量的數據雖然在這個「正常值」範圍內，但有可能異常，同樣也有少數人雖然不在這個「正常值」範圍內，但有可能正常。

4）**化驗結果屬正常還是異常只能作為參考**：所謂化驗專案的正常值只是一個相對粗略的概念，報告中數字的上下和正異，其實只具參考的價值。所以現在大多數醫療機構已經把「正常值」這個名稱改為正常參考值或參考值。

🌱 3. 結果陰陽：人為而定

有些化驗報告上結果常用陽性（positive，＋）和陰性（negative，－）

來表示，有兩種來源：

其一，陽性是有化學反應，陰性的結果是沒有化學反應；

其二，有些指標陽性和陰性的劃分，只是把量的變化（數字正常或異常），用質的形式（反應陽性或陰性）表達。就是在數量變化（化學變化的外觀指標）中選定一個臨界點，低於這個點是陰性，高於這個點是陽性。

瞭解化驗報告上陽性和陰性的意思後，可以有以下幾項認識。

1）不一定陰性是正常而陽性是異常：習慣性認為，陽性有問題（異常），陰性就是沒有問題（正常）。看化驗結果陰陽，要具體專案具體分析，例如，檢測乙肝抗原陽性是有問題，不好，表明感染了肝炎病毒；但是乙肝抗體陽性卻是有益的，好的，表明人體已經產生了抵抗肝炎病毒的抵抗力。

2）正常人可能「陽性」，而異常人也可能「陰性」：與數字上下一樣，以陰陽區分正常和異常，只適合多數人，不適合所有人。少數人測量結果「陰性」，但也有可能異常，同樣有少數人雖然「陽性」，但也有可能正常。

3）化驗結果屬陽性和陰性只能作為參考：陽性和陰性是一個相對概念，有參考的價值，但要結合其他資料作綜合考慮，不同的人作具體分析。

🌱 4. 價值高低：需要評估

醫生開化驗項目越來越多，抽一次血檢測不少指標。看報告單上眼花繚亂的數字和陰陽，如入迷宮。交醫生去辦就省事，為何自己去瞭解和學習？

首先化驗前，為了在選擇什麼化驗項目和為什麼選擇時，略知一二，初解原委，心中有譜。等於在進入迷宮前看一眼繁複的地圖。

其次化驗後，報告單上數字和陰陽似曾相識，結果的解說可以聽得懂，醫生的診斷可以反證。等於在走出迷宮後評估一下診病路程。

化驗專案對於醫療臨床的價值高低，在判別上有下列二條思路。

1）各化驗專案本身的臨床價值高低不同：大致分三種。

　　＊ 第一種，為診斷疾病和判斷病情的主要依據，比如乙肝病毒免疫
　　　　學測定。

　　＊ 第二種，是觀察疾病和病情變化的重要指標，比如血糖測定。

　　＊ 第三種，具有有限的參考和提示作用，比如 C 反應蛋白測定；

必須指出，第一種專案為少數，大多實驗室檢查專案都屬於後二種。

2）各化驗專案的特異性和敏感性決定其實用價值：上面説過，只有95% 正常人在正常值範圍內，還有 5% 的正常人高於或低於這個正常值範圍。

＊ 特異性指該化驗項目的結果能夠檢測出確實無病的能力。也就是説：如特異性高，就是在正常範圍之內檢測出無病的機率（真陰性）高。

＊ 敏感性指該化驗項目的結果能夠檢測出確實有病的能力。也就是説：如果敏感性高，就是在正常範圍之外檢測出有病的機率（真陽性）高。

懂得特異性和敏感性的道理，就明瞭了某化驗專案在醫療上實用價值。

＊ 特異性高，敏感性低：結果異常往往能夠確定有病或有問題（誤診率低）；但結果正常往往不能夠完全確定無病或無問題，容易把有病有問題誤為沒病沒問題（漏診率高）。這類化驗指標用來確定診斷，比較可靠。

＊ 敏感性高，特異性低：結果異常容易發現有病有問題（漏診率低）；但也容易把無病無問題誤為有病有問題（誤診率高）。這類化驗指標用來篩選和普查，作為參考。

＊ 特異性和敏感性都高：指標實用價值高，漏診率和誤診率都低。

＊ 特異性和敏感性都不高：不是有價值的指標。

6-02 血液常規檢測 ——簡便快捷 資訊豐富

☆血、尿、糞一般性化驗稱為三大常規，是門診和住院時檢測最多的化驗專案。其中血液常規檢測（blood routine test）更是常規中的常規。原因有三：提供病證的資訊量多臨床價值大，操作簡便報告快捷，收費又低廉。下述血液常規檢測中七個主要項目，分別對於外周血中白血球、紅血球、血小板三系列進行數量、分類上的一些基本分析。它們形態上的異常將在下面「7-08 病理學顯微檢查」中討論。

🌱 1. 白血球計數（leukocyte count，WBC）

計算外周血液中白血球總數。

1）**生理性增高**：如新生兒、妊娠末期、分娩期、劇烈運動後等。

2）**病理性增高**：如組織損傷、手術創傷、細菌性感染、尿毒症、白血病等。

3）**病理性減少**：如病毒性感染、傷寒、副傷寒、瘧疾、黑熱病、再生障礙性貧血、在化療和放療後等。

🌱 2. 白血球分類計數（differential counting，DC）

分析五種類別白血球：中性粒細胞（neutrophil）、嗜酸粒細胞（eosinophil）、嗜鹼粒細胞（basophil）、淋巴細胞（lymphocyte）、單核細胞（monocyte）等佔有白血球總數的百分比。

1）**中性粒細胞增多**：如急性和化膿性感染、各種中毒、組織損傷、惡性腫瘤、急性大出血、急性溶血等。

2）**中性粒細胞減少**：如病毒感染、傷寒、副傷寒、麻疹、流感等傳染病，化療後、放療後、某些血液病、脾功能亢進、自身免疫性疾病等。

3）**嗜酸粒細胞增多**：過敏性疾病、某些寄生蟲病、某些血液病、脾切除術後、射線照射後等。

4）**嗜酸粒細胞減少**：傷寒、副傷寒、用糖皮質激素和促腎上腺皮質激

素等。

5）**淋巴細胞增多**：一些傳染病如百日咳、水痘、麻疹、風疹、流行性腮腺炎、病毒性肝炎、傳染性淋巴細胞增多症、流行性腮腺炎等，以及淋巴細胞性白血病和淋巴瘤等。

6）**淋巴細胞減少**：不少傳染病的急性期，以及免疫缺陷病、放射病等。

7）**單核細胞增多**：有些傳染病如結核病、傷寒，瘧疾、感染性心內膜炎、黑熱病及傳染病的恢復期，以及單核細胞白血病等。

8）**嗜鹼粒細胞增多**：某些過敏性疾病和血液病等。

3. 紅血球計數（erythrocyte count，RBC）

紅血球是血液中數量最多的一種血細胞，血紅蛋白是紅血球內主要的組成成分。主要功能是運送氧氣和二氧化碳。

單位體積中紅血球數量和血紅蛋白含量可以反映機體生成紅血球的能力。

4. 血紅蛋白含量（hemoglobin concentration，HB，HGB）

造血組織和細胞出現障礙，導致人體運送氧氣和能量的功能低下。表現為貧血，即人體外周紅血球容量減少，臨床上常以血紅蛋白濃度來代替。

從簡單的血常規報告中，紅血球計數和血紅蛋白含量明顯降低已能確定貧血的存在和程度。不過女性任娠中後期和正常老年人也會有輕度降低。

如有貧血，計算一下紅血球計數每百萬數與血紅蛋白量每克數之比例，常規比例約 33 ～ 34：1。可把三種不同的貧血類型作出大致的區分：

1）**按常規比例同步下降**：即紅血球計數下降與血紅蛋白量下降在程度上基本一致（比例不變），提示正細胞正色素性貧血（急性失血等）；

2）**比例明顯減低**：即紅血球計數下降比血紅蛋白量下降更為嚴重，提示大紅血球性貧血（葉酸、B12 缺乏性等）。

3）**比例明顯增高**：即紅血球計數下降沒有血紅蛋白量下降那麼嚴重，為小細胞低色素性貧血（慢性失血、缺鐵性貧血等）。

至於紅血球壓積（PCV）或比容（Hct）、紅血球平均體積（MCV）、

平均血紅蛋白量（MCH）、平均血紅蛋白濃度（MCHC）等項目大多從紅血球計數和血紅蛋白含量中折算而來，不作詳述。

5. 網織紅血球計數（Ret、Rc）

網織紅血球是外周血中尚未完全成熟的紅血球。

測定網織紅血球計數，如果增高，反映造血系統的功能活躍，如果降低，反映造血系統的功能低下。對判斷貧血的原因、性質和療效有參考價值。

6. 血小板計數（PC、PLT）

血小板是血中最小的細胞。當血管破損時，大量血小板馬上聚集在破損處，聚集成團，形成血栓，堵住裂口，同時釋放物質使血管收縮和血液凝血。

1）生理性變化：一天內可有近 10% 變化，早上較低，午後略高；春季較低，冬季略高；運動後升高，休息時恢復；平原居民較低，高原較高；女性月經前降低，月經後升高；妊娠中晚期升高，分娩後降低。

2）減少：血小板減少性紫癜、脾功能亢進、再生障礙性貧血、急性白血病、放射治療後和化療後等。

3）增加：急性感染、急性失血或溶血、脾切除術後、骨髓增生綜合症、慢粒白血病等。

血小板計數的臨床意義將在下面出血凝血功能測定（見 6-05 器官功能檢測）中進一步述說。

7. C 反應蛋白（C-reactive protein，CRP）

機體受病原體入侵或組織損傷等炎症性刺激時，肝細胞合成一種急性反應蛋白，即 C 反應蛋白。血中 CRP 在炎症開始數小時就升高，48 小時即可達峰值，隨病變消退和功能恢復，CRP 降至正常水準。

CRP 的檢測在臨床應用越來越廣泛，包括急性感染性疾病的診斷和鑑別

診斷，手術後感染的監測；抗生素等治療效果的觀察；病情發展和預後判斷等。實際應用時要明白一些道理。

1）**急性感染鑒別**：在細菌性感染升高明顯，非細菌性不明顯（有時有一些增高）。同時檢測 WBC 和 DC，如果 CRP 與白血球、粒細胞都增高，提示細菌性感染；如果 CRP 增高，但白血球、粒細胞不增高或降低，提示病毒性感染。

2）**急性感染觀察病情和治療監測**：CRP 與急性疾病的活動有良好的相關性。持續升高 CRP 值表示炎症無好轉，常是治療失敗和預後差的證明。

3）**反映和觀察其他一些惡性疾病的程度**：包括手術、意外創傷、心肌梗塞、深靜脈血栓、非活動性結締組織病、許多惡性腫瘤等。

4）**數值高低反映病情重輕**：CRP 數值 10 ～ 50 mg/L 表示病情較輕；100 mg/L 左右表示病情較重；大於 100 mg/L，表示病情很嚴重。

★血液常規檢測成人正常值參考範圍

紅血球計數	RBC	男性：$4.0 \sim 5.5 \times 10^{12}$/L
		女性：$3.5 \sim 5.0 \times 10^{12}$/L
血紅蛋白含量	HB	男性：120 ～ 160 g/L
		女性：110 ～ 150 g/L
網織紅血球計數	Ret	0.5 ～ 1.5 %
白血球計數	WBC	$4 \sim 10 \times 10^{9}$/L
白血球分類計數	DC	中性粒細胞杆狀核 0 ～ 5%
		分葉核 50 ～ 70%
		嗜酸性粒細胞 0.5 ～ 5%
		嗜鹼性粒細胞 0 ～ 1%
		淋巴細胞 20 ～ 40%
		單核細胞 3 ～ 8%
血小板計數	PLT	$100 \sim 300 \times 10^{9}$/L
C 反應蛋白	CRP	< 8 mg/L

6-03 泄物常規檢測 ——實驗手段 採集物證

☆有病時尿、糞等體內排泄物中隱藏不少疾病的證據，單憑自我觀察（見本冊「5-04 十二種體內排泄物」）還不夠，以顯微鏡和實驗室手段檢測，進一步從中採集物證，對於疾病的發現和診斷很有意義。本課簡單敘述對尿液、糞便、痰液、精液、前列腺液等五種泄物的常規檢測。

🌱 1. 尿常規檢測（routine urine test）

尿常規檢測方便、簡單、快速，一般半小時可以獲知結果。然而其中提供腎臟和全身性疾病的一些資訊和證據十分重要。

自留尿液標本必須注意：

1）早上第一次尿送檢陽性率較高，如即時小便，必須在半小時內送檢；

2）為保證尿液清潔，不採用開始那段尿液，採用中段尿送檢；

3）需要 10 毫升左右；

4）女性患者在經期一般不宜取尿做檢查。

尿常規檢測主要有下列九項內容：

1）**尿液外觀**：見本冊「5-04 十二種體內排泄物」。

2）**鏡檢紅血球**：提示泌尿系統結石、感染、腫瘤，腎炎等；

3）**鏡檢白血球**：提示泌尿系統感染等；

4）**鏡檢上皮細胞**：提示泌尿系統疾病；

5）**鏡檢管型**：顆粒管型多提示急、慢性腎炎；透明管型提示腎炎、腎盂腎炎和一些發熱性疾病等；

6）**尿蛋白**：提示腎炎、慢性腎炎、泌尿系統感染、高熱等；

7）**尿糖**：提示糖尿病可能；

8）**尿膽元和膽紅素**：提示黃疸可能；

9）**尿酮體**：提示酮症可能。

🌱 2. 糞便常規檢測（routine fecal examination）

糞便常規檢測包括外觀和顯微鏡下檢查，對消化道疾病和腸道寄生蟲病診斷和治療有重要臨床價值。

標本送檢時必須注意：

1）送檢前仍按照原來的生活習慣和飲食習慣進行；

2）用竹籤或木片採取，蠶豆大小夠了，不混尿液，採集深部；

3）取標本後 60 分鐘內送檢；

4）如糞便有膿血時，要多採取膿血部分。

糞便常規檢測一般包括下列四項內容：

1）大便外觀：見本冊「5-04 十二種體內排泄物」。

2）鏡檢白血球或膿細胞：提示腸道感染，其數量多少一般可反映腸道炎症的程度。

3）鏡檢紅血球：提示下消化道出血、結腸腫瘤、腸道炎症等。

4）鏡檢寄生蟲卵：表明有某腸道寄生蟲病。

隱血試驗（fecal occult blood test，FOBT 或 OB）：也是糞便另外一項重要的檢測。消化道出血量少於 100 毫升時，肉眼及鏡檢不能發現糞便內的血液，可以用隱血試驗發現少量出血。

🌱 3. 痰液檢測（sputum detection）

標本採集根據病人狀況而定：一般採用自然咳痰法；如不理想，可以採用霧化蒸氣吸入法；嬰幼兒或昏迷病人採用吸痰管法。

標本送檢時必須注意：

1）採集痰液前先用清水漱口後，用力咳出，勿混入鼻咽部分泌物；

2）一般檢測以清晨第一口痰液好，細胞學檢測以上午九、十時深咳痰液好；

3）特別在病原體檢測時，用專門方法和無菌容器收集痰液。

外觀和一般性狀見本冊「5-04 十二種體內排泄物」。

檢測中發現下列細胞、有形成分和病原體，有重要的臨床意義：

1）紅血球、白血球和上皮細胞：少量無意義，較多提示呼吸道感染和

疾病；

　　2）**肺泡巨噬細胞**：提示肺炎、肺淤血、肺出血、肺梗塞；

　　3）**心力衰竭細胞**：見於長期肺淤血、心功能不全；

　　4）**各種結晶**：提示呼吸道疾病；

　　5）**發現癌細胞**：提供診斷肺癌的證據；

　　6）**發現結核桿菌、放線菌、寄生蟲和蟲卵**：提供診斷疾病的證據。

🌱 4. 精液檢測（semen detection）

標本送檢時必須注意：

1）採集前禁慾 2 ～ 7 天；

2）手淫法採集最妥；

3）採集後 1 小時內必須送檢，天寒必須把標本在 20 ～ 37℃ 保溫。

外觀和一般性狀見本冊「5-04 十二種體內排泄物」。

　　精液在顯微鏡下檢查可以初步判斷精子的功能，進而評估男性生殖能力。相關內容包括：精子計數、精子形態、精子活動率、精子活動力等。

🌱 5. 前列腺液檢測（detection of prostatic fluid）

前列腺液由前列腺分泌，佔精液 15 ～ 30%。

標本送檢時必須注意：

1）採集前禁慾 3 天；

2）使用前列腺按摩獲取標本；

3）採集時先棄去第一滴；如作細菌培養時要無菌操作，無菌器皿。

　　前列腺液在顯微鏡下檢查可以初步判斷前列腺的炎症、腫瘤、結核等。相關內容包括：紅血球、白血球、顆粒細胞等。

四高指標檢測
——具體分析 因人而異

☆心腦血管性疾病、高血壓、糖尿病、痛風為常見多發的幾類慢性病，相互間有關聯，發病危險因素中也有不少類同。高血脂、高血糖、高尿酸等三高指標是早期發現和觀察這些病症的核心臨床檢測。近年來把血同型半胱氨酸增高也列入其中。解讀那些大眾常測並關注的化驗專案，識得各指標的正確選擇和價值評估，必須根據不同病情和個人狀況，具體分析。

1. 血脂檢測（blood lipid detection）

血漿中所含脂類物質統稱為血脂，其含量反映體內脂類代謝的狀況。已知血漿膽固醇和甘油三酯的升高與動脈粥樣硬化發生有關。

①**血脂檢測容易受各種因素影響**

為此抽血前必須做好如下準備：

1）**飲食**：3 天內不飲酒、不吃動物性食品，12 小時內不進食，8 小時內不飲水；

2）**停藥**：2～3 天內不要服用調脂藥、避孕藥、硝酸甘油和維他命 A 和 D 等；

3）**運動**：2～3 天內不做激烈運動，老人最好不晨運；

4）**身體狀態處於穩定**：近期沒有感冒等急性病、外傷、手術等狀況。

②**化驗專案中血脂全套四項**

1）**總膽固醇（TC）**：血液中所有脂蛋白所含有膽固醇的總和，來自食物和體內合成的膽固醇。

2）**甘油三酯（TG）**：脂質的組成成分，來自食物和體內合成。

3）**高密度脂蛋白膽固醇（HDL-C）**：一種能夠清除血中內源性膽固醇的脂蛋白，是抗動脈粥樣硬化的好膽固醇，冠心病的保護因素。

4）**低密度脂蛋白膽固醇（LDL-C）**：運輸內源性膽固醇的脂蛋白，是導致動脈粥樣硬化的壞膽固醇，與冠心病的發病率有明顯關係。

血清載脂蛋白 A1（apoA1）和載脂蛋白 B（apoB）：是血脂另外二項檢測指標，它們通過血脂代謝，影響高脂血症、動脈硬化、血管疾病等。

③用血脂檢測來評估身體狀況時要懂得的幾個醫療道理

1）高血脂（外周血中成分的改變）、動脈粥樣硬化（動脈組織結構的變化）、心腦血管病變（器官和功能的變化），三種狀況有一定因果關係，但分屬不同的體內變化，不能劃等號。

2）高血脂可能引起肥胖（約 30%），但高血脂不是肥胖，肥胖者也不一定有高血脂，降脂與減肥是二個概念。

3）血脂四項指標中低密度脂蛋白膽固醇最有臨床價值，是高血脂主要依據，用來早期判斷動脈粥樣硬化的可能危險和監測降脂治療的效果。

4）血脂測定的變異較大，如血漿膽固醇水準同一個人二周內可能會有 ±10% 的變異，實驗室的變異也容許在 3% 以內，載脂蛋白的變異更大，這表明，較短時間內進行復查和比較血脂指標的高低，即使有一些不大的改變，其實沒有什麼實際意義，更不能因此換藥、加藥或停藥。

④血脂高不高或降脂藥用不用的標準因病情而異

血脂指標的正常範圍並非固定或不變的。不能只看到化驗單中數字「異常」和上升的箭頭，就以為是高脂血症，然後大量用降脂藥；或者只看到血脂結果在「正常」範圍便高枕無憂。臨床上對下列三種不同對象，有不同的「高」血脂標準，在用降脂藥治療後血脂要求達到的目標也不同：

1）既無冠心病及其危險因素，又無其他部位動脈粥樣硬化者：保持 LDL-C 在正常參考值範圍，降到邊緣高值 4.2 mmol/L 以下；

2）沒有冠心病和動脈粥樣硬化，但存在冠心病危險因素者：要使得 LDL 降到 3.4 mmol/L 以下；

3）已確定有冠心病或動脈粥樣硬化性疾病者：要使得 LDL 降到 1.8 mmol/L 以下，至少低於原來的 50%。

實際上所謂血脂高不高的標準隨病情而異，隨人而異。所以血脂的化驗報告應請醫生結合其他狀況幫你來解讀，不要自作聰明，不能自己亂用藥或停藥。

2. 血同型半胱氨酸檢測（homocystine，Hcy）

同型半胱氨酸是機體蛋白質代謝時合成的氨基酸。現已發現，心腦血管疾病的危險與這種氨基酸在血液中的含量增高有關。不幸的是，由於遺傳、

環境和生活習慣多方面的原因，中國人群 Hcy 水準遠高於西方國家。

高同型半胱氨酸血症人群腦卒中風險較正常人增加 87%。當高血壓合併高同型半胱氨酸血症時即可診斷為 H 型高血壓，其心血管事件發生率較單純高血壓的患者高出約 5 倍。把 Hcy 列為四高指標之中，是明智之舉。對於高血壓患者以及有心腦血管性疾病危險因素的人群，檢測 Hcy 有沒有高，十分必要。

🌱 3. 血糖檢測（blood glucose detection）

血糖增高並不一定患糖尿病。餐後 1～2 小時內採血，或者情緒激動時，血糖都會升高，但不應大於 10。此為生理性增高。所以測定血糖前必須空腹和保持平靜。除糖尿病外，其他不少疾病也可以發生血糖升高，如重度感染、嚴重脫水、腎上腺皮質功能亢進等。

檢測血糖、尿糖的項目不少，臨床價值不同，選擇時因人而異。

1）空腹血糖測定（FBG）：空腹血糖正常並不能排除糖尿病。與西方人相比，中國 70% 以上的糖尿病前期的人，空腹血糖正常，而餐後血糖升高。但目前常規體檢通常只查空腹血糖，可能造成大量的漏診。

2）餐後 2 小時血糖測定（OGTT）：對於診斷隱匿性糖尿病的臨床價值更大。如在 7.8～11 之間，考慮糖耐量降低，或糖尿病前期。如大於 11，即便空腹血糖正常，結合臨床表現，也可診斷糖尿病。

3）血中糖化血紅蛋白測定（GHb）：被視為確定高血糖的金指標，受臨床重視。它數值穩定，不易受各因素影響，而且可以反映近 2～3 月的血糖總體水準，但是不能提供即時的血糖變化。

4）血中糖化清蛋白測定（GA）：能夠反映測定前 2～3 周血糖的平均水準，可以用來評估短期內血糖的水準和治療的效果。

5）尿糖測定：正常人的尿糖為陰性。即便糖尿病人也在血糖高到一定值時，糖才能從尿中排出，形成尿糖。所以尿糖陰性不等於血糖不高。為此，尿糖測定不是一個診斷糖尿病和觀察病情的合適指標。

🌱 4. 血尿酸檢測（detection of serum uric acid）

血中尿酸高導致痛風，高尿酸血症還與心腦血管疾病、高血壓、糖尿病和腎臟疾病等密切相關。人體代謝產生嘌呤，食物中也攝入嘌呤，嘌呤代謝之後產生尿酸。血液中尿酸，有二成來自食物，八成代謝產生。

1）血清尿酸測定：血清尿酸檢測時必須注意：

* 清晨空腹狀態下抽血送檢，前一天避免高嘌呤飲食並禁止飲酒；
* 抽血前停用影響尿酸排泄的藥物至少 5 天以上，如水楊酸類藥物、降壓藥及利尿劑等；
* 抽血前避免劇烈活動，如快跑或登高。

評估血清尿酸測定結果時必須懂得：

* 本指標特異性較高，敏感性較低，有時一次血尿酸測定正常不能完全否定血尿酸增高，如有可疑，要重複檢查；
* 反過來，單血尿酸偏高也不能確診患痛風病；只有當人體血中尿酸含量高，從而引起尿酸結晶沉積於關節滑膜上，這樣才發生痛風病；
* 三成痛風病人血尿酸值正常，有的人患有痛風病但血尿酸並不是很高，所以不能僅以尿酸水準作為診斷痛風唯一標準；
* 正常值範圍男性明顯高於女性。

2）尿尿酸測定：進食低嘌呤飲食後測定 24 小時尿的尿酸量，可用來判斷高尿酸血症是由於尿酸生成過多，還是尿酸排泄減少，或是兩者兼有。對於選擇治療藥物及監測治療效果有指導作用。測定 24 小時尿尿酸必須注意：

* 準確留取 24 小時全部尿量，容器放防腐劑；
* 留尿當天如有腹瀉、嘔吐等脫水狀況，或有尿道感染，發熱等急性病時，應改期測定；
* 如果病人已有腎功能減退或結石引起的尿道梗阻、腎盂積水、尿瀦留及排尿不暢等，可使測定結果受影響。

★四高指標檢測成人正常值參考範圍

血總膽固醇	CHO	< 5.2 mmol/L
血甘油三酯	TG	< 1.7 mmol/L
血低密度脂蛋白	LDL-C	< 3.4 mmol/L
血高密度脂蛋白	HDL-C	> 1.1 mmol/L
血同型半胱氨酸	Hcy	< 10 μ mmol/L
空腹血糖	FBG	3.9 ～ 6.1 mmol/L
餐後二小時血糖	OGTT	< 7.8 mmol/L
血糖化血紅蛋白	HbA_{1c}	4 ～ 6%
	HbA_1	5 ～ 8%
血糖化清蛋白	GA	10.8 ～ 17.1%
血尿酸	UA	男性 150 ～ 416 μ mol/L
		女性 90 ～ 360 μ mol/L

6-05 器官功能檢測 ——觀察量變 評估程度

☆疾病發展，器官受損加重，導致正常功能進入降低→衰退→衰竭的量變過程。顯示各系統、器官的功能減退和代謝變化，有多組檢測專案，是化驗中重頭戲，應用頻率高。本課涉及腎臟、肝臟、胰腺、心臟、肺臟、甲狀腺、膽紅素代謝、出凝血功能等方方面面的檢測，主要在於評估功能受損的程度，觀察病情的量變。

🌱 1. 腎臟功能檢測

1）**血清尿素氮（BUN）**：蛋白質分解產物，主要經腎臟排泄。血清尿素氮增高，臨床上稱為氮質血症。

2）**血清肌酐（Cr）**：主要由肌肉代謝產生，血中濃度實際反映腎臟排泄功能好壞，是一項反映腎小球功能的常用指標。

3）**血和尿 β_2- 微球蛋白（β_2-MG）**：由淋巴細胞、血小板、多形核白血球產生的一種小分子蛋白，絕大部分在近端腎小管吸收。在評估腎小球濾過功能方面，比血肌酐更靈敏。

4）**尿 α_2- 微球蛋白（α_2-MG）**：意義同上；

5）**尿比重**：主要反映腎小管的濃縮功能，與飲水量也有關。

6）**血清尿酸**：尿酸是體內嘌呤代謝的終末產物，主要經腎臟排泄，因而測定尿酸也能夠瞭解腎臟的功能。

7）**尿糖**：除糖尿病，腎性糖尿也可能因為腎小管重新吸收機能低下所致。

用上述檢測指標評估腎臟功能損害時要注意：

1）血清尿素氮增高，提示腎小球功能可能受損（各類腎臟病變引起），另外也可能體內蛋白質分解代謝增強所致（如急性傳染病、大面積燒傷、高熱、甲狀腺機能亢進等），所以單用尿素氮判斷腎功能受損並不準確；

2）腎臟代償能力強，只有當腎小球濾過能力下降一半以上時，血肌酐濃度才見增高，因此腎病初期血肌酐濃度一般不高，一旦出現增高，常提示腎功能受損已經不輕；

3）長者體內蛋白質分解減少，尿素氮、肌酐隨之減少。所以長者的肌酐正常時不能確定腎功能正常，而當他們肌酐增高時，說明腎臟受損已較明顯了；

4）為早期發現腎臟功能受損，可以考慮選用比較敏感的血和尿的 β_2-微球蛋白等測定指標。

2. 肝臟功能檢測

肝功能檢測專案眾多，這裏選擇幾項常用指標作介紹。至於以肝炎為主的肝臟疾病的病因診斷，將在下面「7-06 病原體病因檢查」中介紹。

1）丙氨酸轉氨酶 (ALT) 和門冬氨酸轉氨酶 (AST)：應用已久的血中二個轉氨酶，至今還是肝臟功能檢測的標準項目。

首先，通過對二酶的基本認識，明白兩者不同的臨床意義：

* 肝臟細胞內富含 ALT 和 AST，分別主要分佈於細胞漿和線粒體。當肝細胞變性時細胞內逸出的主要是 ALT，而當肝細胞嚴重壞死時，線粒體內 AST 便釋放出血。所以 ALT 和 AST 能反映肝功能不同程度的受損；
* 輕型肝炎時 AST/ALT 比例下降，重症肝炎時比值上升，該比值可作為判斷肝損害嚴重程度的指標；
* 二個酶也存在於心臟，ALT 的活性在肝臟大於心臟，而 AST 的活性在心臟大於肝臟，因此肝細胞損害時 ALT 的升高甚於 AST，而心肌細胞受損（如心肌梗塞）時 AST 的升高則甚於 ALT。

其次，對於二酶的升高做以下具體分析，明白不同的肝臟疾病有不同的表現，而且並非酶的數值越高肝功能越差：

* 如檢查前劇烈運動或勞累，或吃得油膩，數值會略有升高而一般不超過 100，並在數日後回復；
* 如患有酒精肝、脂肪肝，數值會再高些，但一般不會超過 200；
* 膽系疾病時轉氨酶也會升高，一般不超過正常的 8～10 倍，但一、二天後會有明顯下降；
* 急性病毒性或藥物性肝炎，以及休克時肝缺氧以及急性右心衰竭時肝淤血，可升高到 10 倍以上，並持續數周數月；

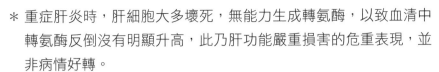

＊重症肝炎時，肝細胞大多壞死，無能力生成轉氨酶，以致血清中轉氨酶反倒沒有明顯升高，此乃肝功能嚴重損害的危重表現，並非病情好轉。

2）**鹼性磷酸酶（ALP）**：大多來源於肝臟、骨骼等。常用於肝臟、骨骼疾病的診斷，在胰腺、疸道疾病時也可能升高。

3）**γ-谷氨酰轉移酶（GGT 或 γ-GT）**：主要源於肝、膽。在膽道阻塞和肝臟合成（修復）時都可以增高。特別在慢性肝炎非活動期、酒精性肝炎、藥物性肝炎時 GGT 持續增高，但同時 ALT 和 AST 只有輕度增高或正常。

4）**血清總蛋白（STP）和白蛋白（A）、球蛋白（G）之比值**：肝功能明顯損害時出現 STP 和 A 減少，或 A/G 比值倒置，提示慢性、活動性或重症肝病。

5）**血清蛋白電泳**：用電泳的方法把血清蛋白分成白蛋白、$α_2$、$α_2$、β、γ 球蛋白各圖，並可測定各蛋白的含量比值。臨床意義與上相近，慢性和嚴重的肝病時 A 降低，α、β 也有減少，γ 增加。

🌱 3. 胰腺功能檢測

觀察胰腺功能最常使用二項檢測：

1）**血清澱粉酶（血 AMY）**

2）**尿澱粉酶（尿 AMY）**

澱粉酶主要來自胰腺和腮腺，增高反映胰腺和腮腺受到損害，常見於急、慢性胰腺炎和腮腺炎。胰腺疾病時評估二酶的價值必須注意：

1）血清澱粉酶增高在病發早期（3 天內），持續時間短；尿澱粉酶增高出現較晚，持續時間長；

2）增高明顯可反映胰腺損害嚴重，但其增高數值不一定與胰腺損害平行；

3）有的病變（如腫瘤）壓迫胰管，使澱粉酶滲入血中，可引起測定增高；

4）胰腺嚴重受損和破壞時，分泌功能減退，澱粉酶測定數值反會降低。

🌱 4. 心臟功能和心肌受損檢測

心臟功能狀況通過觀察症狀和體徵可進行判斷。現在也有實驗室的心功能生物化學指標可作為參考。

1）腦鈉肽（BNP）：分佈於多種組織，以心臟含量最高，主要在心室心肌中合成並分泌。當心室負荷增加，功能障礙會導致 BNP 釋放入血中。

2）腦鈉肽前體末端（NT-ProBNP）：不容易受到某些心血管藥物的影響，檢測 NT-ProBNP 比測定 BNP 更客觀。

應用上述生物化學指標來評估心功能時必須懂得：

* 作為診斷心力衰竭的一項新的非創傷性指標，簡便、快速，在病情預估（心功能分級、心肌梗塞後危險度分級）和鑒別診斷（心源性哮喘與肺源性哮喘）方面也有實用價值；

* 不是特異性診斷指標，升高不一定由心衰引起，某些心肺疾病、腎衰、肝硬化等也可升高，特別 BNP 值在 100 ～ 500 pg/ml 之間和 NT-ProBNP 在 400 ～ 2000 pg/ml 之間就缺乏特異性；

* 只用於參考，要由臨床醫生結合病史、體格檢查、胸片、心電圖、超聲心動圖作出綜合判斷。

此外，在心肌缺血和受損時血中有下列指標可以反映。它們對於心肌梗塞等心臟疾病的早期發現、臨床診斷、風險區分和預後評估方面有參考價值。

3）肌酸激酶（CK 或 CPK）及其同功酶

4）乳酸脫氫酶（LD）及其同功酶

5）心肌肌鈣蛋白 I（cTnI）

6）肌紅蛋白（Mb）

🌱 5. 肺功能檢測

肺功能檢測項目眾多，這裏主要介紹臨床上用於危重病人的動脈血氣分析。

血氣分析儀測定人體動脈血中 H^+ 濃度和溶解血液中的氣體（CO_2、O_2），直接反映肺換氣功能及其酸堿平衡狀態，採用的標本常為動脈血。對

一些危重病況有十分重要的價值：呼吸困難和昏迷的鑒別診斷，低氧血症和呼吸衰竭的診斷，呼吸機和手術適應的選擇等。

血氣分析儀可直接測定下列三項數值：

1）**動脈血氧分壓（PaO₂）**：血漿中物理溶解的氧分子所產生的壓力。

2）**動脈血二氧化碳分壓（PaCO₂）**：血漿中物理溶解的二氧化碳分子所產生的壓力。

3）**動脈氫離子濃度（H+）**：反映體內酸鹼平衡的現狀。

這些數值還可以計算出多個重要的指標。在危急狀況下可以較快地判斷肺換氣功能及酸鹼平衡，作出不同類型的分析，幫助制定緊急治療的方案。

🌱 6. 甲狀腺功能檢測

1）**甲狀腺素 (T4) 和三碘甲腺原氨酸 (T3)**：T4 全部由甲狀腺分泌。而 T3 僅有 20% 直接來自甲狀腺，它是甲狀腺激素在組織實現生物作用的活性形式。

　　＊ 在多數甲狀腺功能亢進病例中，血清 T3 和 T4 的升高相平行。

　　＊ 作為評價甲狀腺功能低下的指針，測定 T4 比 T3 可靠。

　　＊ 在正常情況下，循環血中 T4、T3 絕大部分與特異血漿蛋白相結合，極少部分是游離狀態 FT4、FT3。結合型是甲狀腺激素的儲存和運輸形式。游離型則是甲狀腺激素的活性部分，直接反映甲狀腺的功能狀態，又不受蛋白的影響。因此 FT4、FT3 的敏感性和特異性比 T4、T3 高，更具價值。

2）**促甲狀腺激素（TSH）**：腦垂體分泌 TSH 來調節甲狀腺功能，過量的甲狀腺素會抑制 TSH 分泌，而甲狀腺素不足則會促進 TSH 分泌。因此，血中 TSH 濃度降低提示甲狀腺功能亢進，TSH 增高反映甲狀腺功能減退。

3）**超敏促甲狀腺激素（s-TSH）**：優點是敏感實用，可以比較早期發現甲狀腺功能變化，甚至沒有臨床症狀或 FT3、FT4 檢測沒有改變時。但是它只是功能指針，不能確定疾病性質和免疫狀態，需要結合其他臨床檢查。

7. 膽紅素代謝和黃疸檢測

膽囊檢查將在下面「7-04 影像學檢查」中再述。這裏討論的膽紅素代謝和黃疸檢測，與膽囊、膽道、肝臟和紅血球密切相關。

膽紅素的正常代謝如下：

第一步，衰老紅血球的血紅蛋白經分解而釋放出遊離膽紅素，在血中與白蛋白形成複合體稱為非結合膽紅素（UCB）或間接膽紅素；

第二步，UCB 由血液運至肝，在肝細胞形成結合膽紅素（CB）或直接膽紅素；

第三步，隨後被轉運進入膽管，隨膽汁排入腸道，在腸道生成尿膽原。它們大部分隨大便排出；少量被腸道回吸收，其中很少量從尿中排出。

主要檢測指標有四項：

1）**血清總膽紅素（STB）**

2）**血清結合膽紅素（CB）**

3）**血清非結合膽紅素（UCB）**

4）**尿中尿膽原**

膽紅素代謝障礙發生在不同的階段和器官，出現下列三種病理性黃疸。通過上述檢測指標，可以對黃疸及其病源作出鑒別和診斷。

1）**溶血性黃疸**：發生溶血性疾病（如溶血性貧血）時，紅血球大量破壞後，非結合膽紅素形成增多。表現為：STB 和 UCB 都明顯增高。

2）**膽汁淤積性黃疸**：肝內、肝外阻塞（如膽道結石、肝癌等）使得膽汁排泄不暢，導致血中結合膽紅素增高。表現為：STB 和 CB 都明顯增高。

3）**肝細胞性黃疸**：各類肝病中，結合膽紅素、非結合膽紅素均可升高。表現為：三項都增高。

8. 出血凝血功能檢測

出血凝血功能測定對於少見的出血性疾病和多見的血栓血管性疾病的診斷、用藥觀察、預後判斷都十分重要。鑒於測定指標繁複，這裏只介紹幾項常用的指標和臨床上簡要的應用思路。

1）**血管和血小板因素導致出血的篩選**：選擇血小板計數和出血時間測定

（BT）二項指標

> ＊PLT 和 BT 正常：可能血管因素引起的過敏性紫癜、血管性紫癜、單純性紫癜等；
>
> ＊PLT 減少和 BT 延長：可能為血小板數量減少引起的血小板減少性紫癜；
>
> ＊PLT 增多和 BT 延長：可能為血小板數量增多引起血小板增多症；
>
> ＊PLT 正常和 BT 延長：可能為血小板功能異常或凝血因子缺乏引起的疾病，還可以進行以下的凝血因素導致出血的篩選。

2) 凝血因素導致出血的篩選： 選擇血漿凝血酶原時間測定（PT）和部分凝血活酶時間（APTT）二項指標

> ＊PT 和 APTT 正常：可能正常人，或非凝血因素；
>
> ＊PT 正常和 APTT 延長：可能內源性凝血因子缺乏；
>
> ＊PT 延長和 APTT 正常：可能外源性凝血因子缺乏；
>
> ＊PT 延長和 APTT 也延長：可能共同途徑凝血因子缺乏。

3) 抗血栓和溶血栓治療的監測： 選擇 APTT、凝血酶時間（TT）、纖維蛋白原（Fg）、纖維蛋白和纖維蛋白原降解產物（FDPs）等不同指標。

★器官功能檢測成人正常值參考範圍

腎臟功能檢測

血清尿素氮	BUN	$3.2 \sim 7.1$ mmol/L
血清肌酐	Cr	$89 \sim 176$ μmol/L
血 β_2 - 微球蛋白	β_2-MG	$1 \sim 2$mg/L
尿 α_1 - 微球蛋白	α_1-MG	< 15mg/24 小時尿
24 小時尿比重		$1.015 \sim 1.025$

肝臟胰腺功能檢測

丙氨酸轉氨酶	ALT	< 40 U/L
門冬氨酸轉氨酶	AST	< 40 U/L
鹼性磷酸酶	ALP	男性< 125U/L 女性20 ～ 49 歲< 100U/L 50 ～ 79 歲< 135U/L

γ‑穀氨醯轉移酶	GGT	男性＜ 50U/L 女性＜ 32U/L
血清總蛋白	STP	60 ～ 80g/L
白蛋白（A）與 球蛋白（G）之比值	A/G	1.5 ～ 2.5：1
血清蛋白電泳	白蛋白 α₂ 球蛋白 α₂ 球蛋白 β 球蛋白 γ 球蛋白	62 ～ 71% 3 ～ 4% 6 ～ 10% 7 ～ 11% 9 ～ 18%
血清澱粉酶	血 AMY	35 ～ 135U/L
尿澱粉酶	尿 AMY 定性 24 小時	陰性 ＜ 1000U/L

心臟功能和心肌受損檢測

腦鈉肽	BNP	＜ 100 pg/mL
腦鈉肽前體末端	NT-ProBNP	＜ 300 pg/mL
肌酸激酶	CK 或 CPK	男性 50 ～ 310U/L 女性 40 ～ 200U/L
乳酸脫氫酶	LD	120 ～ 250U/L
心肌肌鈣蛋白 I	cTnI	＜ 0.2μg/L
肌紅蛋白	Mb	陰性

肺功能檢測（動脈血氣分析）

動脈血氧分壓	PaO_2	95 ～ 100mmHg
動脈血二氧化碳分壓	$PaCO_2$	35 ～ 45mmHg
動脈氫離子濃度	H+ pH	35 ～ 45mmol/L 7.35 ～ 7.45

甲狀腺功能檢測

甲狀腺素	TT4	65 ～ 155 nmol/L
游離甲狀腺素	FT4	10.3 ～ 25.7 pmmo/L
三碘甲腺原氨酸	TT3	1.6 ～ 3.0 nmol/L
游離三碘甲腺原氨酸	FT3	6.0 ～ 11.4 pmol/L
促甲狀腺激素	TSH	2 ～ 10 mU/L

膽紅素代謝和黃疸檢測

血清總膽紅素	STB	3.4 ～ 17.1 μmol/L
血清結合膽紅素	CB	0 ～ 6.8 μmol/L
血清非結合膽紅素	UCB	1.7 ～ 10.2 μmol/L

出血凝血功能檢測

出血時間	BT	6.9±2.1 分鐘
凝血酶時間	TT	手工法 16 ～ 18 秒
部分凝血活酶時間	APTT	測定值比對照值延長 10 秒以上
纖維蛋白原	Fg	2 ～ 4g/L
纖維蛋白和纖維蛋白原降解產物	FDPs	< 5mg/L

腫瘤標誌物檢測
——特異性低 僅供參考

☆腫瘤標誌物（tumor markers，TM）是腫瘤在發生和增殖中合成和釋放的，或者機體對腫瘤細胞反應而產生的物質，主要包括蛋白質、激素、酶、多胺、癌基因產物等。它們在正常成人血中不存在，但是不同的標誌物在不同的癌症、在同一癌症的不同患者中，水準可能顯著高於正常人。腫瘤標誌物檢測特異性不高，對患者的診斷、治療和判斷預後有一定的臨床參考價值。

1. 標誌物檢測常規選擇

★首選指標　　✓次選指標

	AFP	CEA	NSE	PSA	SCC	TPA	CA50	CA125	CA153	CA199	CA242	CA724
原發性肝癌	★											
大腸癌		★								✓	✓	
胰腺癌		✓				✓				★	✓	
膽道癌						✓				★		
胃癌		✓								✓		★
食道癌		✓			✓							
小細胞肺癌			★									
非小細胞肺癌		✓			✓							
前列腺癌				★								
膀胱癌						✓						
卵巢癌								★				✓
乳癌		✓							★			
宮頸癌		✓			✓							

2. 常用的腫瘤標誌物檢測

1）甲胎蛋白（AFP）

2）癌胚抗原（CEA）

3）前列腺特異抗原（PSA）

4）神經元特異性烯醇化酶（NSE）

5）鱗狀上皮細胞癌抗原（SCC）

6）組織多肽抗原（TPA）

7）癌抗原 50（CA50）

8）癌抗原 125（CA125）

9）癌抗原 153（CA153）

10）糖鏈抗原 199(CA199)

11）癌抗原 242(CA242)

12）癌抗原 724（CA724）

3. 標誌物特異性通常較差

1）並非惡性腫瘤有絕對特異性產物，只是在癌症患者體內明顯增多。

2）同一種腫瘤可含多種腫瘤標誌物。

3）不同腫瘤可有共同的標誌物，也可有不同的標誌物。

4）容易受到全身情況的影響，比如勞累、發炎、過敏、飲酒等。

4. 數值升高時沉著應對

1）把自身狀況調整好再覆查，但最好在同一個醫院再查，有可比性。

2）非腫瘤因素引起的升高在時間上不長久（往往一過性），在數值上變化幅度不大（或僅高出一點點）。

3）如有很明顯增高或覆查後持續升高，需做進一步全面檢查。

5. 臨床上真實價值和合理選擇

1）少數腫瘤標誌物指標有一定特異性，可以用來作為腫瘤篩選指標，比如 AFP、PAS 等，但是也不能以此診斷疾病，必須綜合考慮其他的檢查。

2）單憑一項或幾項標誌物檢測的陰陽性和高低數據來判斷是否存在腫瘤，容易出現假陽性，即可能擴大化，必須結合和依靠影像、病理等檢查來確定。

3）大部分標誌物特異性低，可考慮幾項聯合檢測，以提高檢出的陽性率；

4）標誌物檢測的真實價值更在於，在作出腫瘤診斷之後進行動態觀察：觀察病情的變化和抗癌治療的效果。

　　＊ 治療後，原來異常升高的數值下降到正常範圍以內，提示病情緩解。

　　＊ 降低到正常水準一段時間之後，又重新開始升高，提示病情復發或轉移。

　　＊ 治療中標志物持續升高，提示可能出現耐藥，可考慮變更治療方案。

5）在化療、放療後，腫瘤標誌物從壞死細胞中大量釋放，造成標誌物檢測可能一時短暫升高。如評估治療效果的好或差，要觀察之後標誌物數值的降升。

★腫瘤標誌物測定檢測成人正常值參考範圍

甲胎蛋白	AFP	< 25 μg/L
癌胚抗原	CEA	< 5 μg/L
前列腺特異抗原	t-PSA f-PSA f-PSA/t-PSA	< 4.0 μg/L < 0.8 μg/L > 0.2
神經元特異性烯醇化酶	NES	< 15 μg/L
鱗狀上皮細胞癌抗原	SCC	< 1.5 μg/L
組織多肽抗原	TPA	< 130 U/L
癌抗原 50	CA50	< 2.0 萬 U/L
癌抗原 125	CA125	< 3.5 萬 U/L
癌抗原 153	CA153	< 2.5 萬 U/L
癌抗原 199	CA199	< 3.7 萬 U/L
癌抗原 242	CA242	< 20 kU/L
癌抗原 724	CA724	< 6.7 μg/L

讀後提要

💜 採集病證之術有臨床化驗和特殊檢查兩方面，本部分介紹前者。

💜 所謂化驗項目的正常值只是一個相對粗略的概念，化驗結果屬正常還是異常只能作為參考。

💜 化驗結果以數字大小或者陰性陽性形式寫在化驗報告上，其臨床價值需要客觀分析、適當評估，因疾病而異，因病情而異，因人而異。

💜 血液一般檢測是常用化驗中的常規，簡便快捷，又能收集到多種臨床有用的資訊和證據。

💜 常規檢測尿液、糞便、痰液、精液、前列腺液等排泄物，用實驗室手段，為發現疾病採集物證。

💜 大眾常測並關注四高檢測，包括高血脂、高血糖、高尿酸和血同型半胱氨酸增高，各指標的正確選擇和價值評估必須具體分析。

💜 檢測腎臟、肝臟、胰腺、心臟、肺臟、甲狀腺、膽紅素代謝、出凝血功能等各系統和器官的功能、代謝方面變化，主要在於觀察病情的量變，評估臟器功能受損的程度。

💜 大部分腫瘤標誌物特異性低，單憑一項或幾項標誌物的變化難以確診腫瘤。其真實價值在於觀察腫瘤病情的變化和抗癌治療的效果。

Part 7

病證之術（下）：
識辨疾病的特殊檢查

主要內容

通過發現疑點（症狀）、找到線索（體徵）之後，破案（診病）到了引入關注的終局時刻：除上部分說的化驗外，能不能依靠技術和儀器，採集、放大並查實到更多的必要證據，並以此一舉結案（確診或否定疾病，識辨和鑒別疑難）呢？——這是本部分要敘說的。

各類特殊檢查對疾病診斷的價值有很大差異，有安全隱患存在，有的花費很高。不論病人還是醫生，對特殊檢查的過分依賴會導致弊端。選擇檢查，弄懂報告，至關重要。

為方便讀者理解，本部分把破案的特殊手段（臨床上使用率較高的特殊檢查）分為七大類別：生物電檢查、放射性檢查、影像學檢查、內窺鏡檢查、病原體病因檢查、基因檢查和病理學顯微檢查。

每個類別特殊檢查，從簡單原理入手，重點介紹各項目的使用價值和不足之處，為讀者理解檢查專案選擇的基本思路，以及懂得結果報告的基本意思，提供必要的常識。

閱讀和學習本部分，絕不是讓你自以為醫，而是在醫生選擇檢查專案和解讀結果時，能夠理解、協助和配合。問清楚弄明白五個常規問題：為什麼要做？為什麼做這項？有什麼安全問題？自付費用多少？檢查前需做哪些準備工作？

7-01　自讀特檢報告
——疾病證據再採集

☆醫療儀器設備和技術手段突飛猛進，檢查在診病中重要性越發突顯，不再是以前只具輔助作用的小弟，而成為醫生、病人心中的特別病證。但對檢查的過分依賴也導致弊端。特殊檢查對疾病診斷的價值有很大差異，有安全隱患存在，有的花費很高。如何選擇檢查，如何弄懂報告，本課中同你一一說來，作為開場白，後面各課將介紹七大類特殊檢查。

🌱 1. 輔助檢查演進為特殊檢查

輔助檢查即通過醫學設備和技術手段對身體作檢查，進一步採集發病證據。在醫學生必讀課本《診斷學》中，輔助檢查為其中一章。長期以來作為診斷過程的一環，輔助檢查在疾病發現中發揮了輔助作用，比如胸部透視、心電圖檢查、骨髓細胞檢查、心導管檢查等。

這裏，把往昔的輔助檢查稱之為特殊檢查，有下面二個原因。

1）科技進步帶來診斷進步：科技快速發展，電子、核、鐳射、超聲乃至納米、網路、人工智慧……等先進技術應用於醫療，檢查的科技含量越來越高端，檢查在診病中重要性越來越突顯，檢查受到醫生和病人歡迎越來越熱切。檢查不再是以前只具輔助作用的小弟了，其結果成為大眾心中的特別證據。

2）檢查進步引發依賴檢查：與十年、二十年前相比，醫生和病人更注重特殊檢查，是不爭的事實。醫生不多的幾分鐘看病時間，常常不看面前活生生的病人，而花在開檢查報告，看檢查報告上。而病人在醫生診斷後開藥時說的話很多是：要不要再做個 XX 檢查？大眾對檢查的特殊，從青睞漸漸到過分依賴，會導致弊端。比如忽視醫生診病的其他重要環節，比如盲目相信所有的檢查及其結果，比如為了做某一個特殊檢查不遠千里，耗資不菲。

🌱 2. 特檢考量之臨床價值

實際上，各檢查的特殊在於它們在臨床上的意義及其對疾病診斷的價值有很大不同。下面各課將介紹七個系列檢查，依據臨床價值大致分四層次：

1）**診斷疾病的確定依據**：如內窺鏡檢查（見 7-05）、病原體病因檢查（見 7-06）、病理學顯微檢查（見 7-08）等；

2）**診斷疾病的有力支持**：還要綜合病史、體格檢查和其他化驗、檢查後才能作出判斷，如影像學檢查（見 7-04）和部分電活動檢查（見 7-02）等；

3）**有限的參考和提示作用**：如放射性核素檢查（見 7-03）和部分電活動檢查（見 7-02）等；

4）**目前使用有限尚待發展**：如基因檢查（見 7-07）。

檢查的特殊還有安全性的問題。放射性核素檢查、影像學檢查中有些專案有不安全因素，如何避免和權衡，將在各系列檢查的介紹中進一步說。

價值大、安全好和花費少是選擇特殊檢查專案的三重考量。當然上述臨床價值還是第一位的標準。特殊檢查是診斷疾病中再收集證據的最後的重要一步。如果確實診病需要，權衡得失，安全和花費只能退居在後了。

🌱 3. 特檢選擇時常規問題

在醫生提出或與你商議，準備選擇做某項特殊檢查時，為了心中有數，你可以常規性地詢問醫生下列五個問題，再與醫生一起完成選擇：

1）**為什麼要做？**能不能以此確定診斷？或弄清楚病發的某重要環節？

2）**為什麼做這項？**可以達到同樣目標的檢查還有哪些？為何選這項？

3）**有什麼安全問題？**如有，有多嚴重？有沒有其他檢查可以替代？

4）**自付費用多少？**

5）**檢查前要做哪些準備工作？**

🌱 4. 特檢報告的解讀順序

報告在手，建議病人或家人按照下列順序行事：

1）**讀報告的印象和結論**：

一般特殊檢查報告由三部分組成：

* 表現或發現（findings）：描述檢查所見，有常規測量內容，也有異常發現；

* 印象（impression）：根據檢查的發現，作出可能的推斷；

* 結論（final report）：作出明確結論和診斷，有時印象和結論合併一起。

表現或發現中多為專業描述，病人或家人只需要讀一讀印象和結論。讀後如果不理解，沒有關係。結合印象和結論中不理解的內容，準備好有關疑問。

2）先聽醫生說：回診或覆診時醫生會一一解說檢查報告的結果，先細聽。

3）後用常規三問題向醫生發問：

* 經過本檢查後，檢查的原本目的達到了嗎？

* 如果達到了，現在可以確定什麼診斷或什麼問題？

* 如果沒有達到，為什麼？如何補救或其他檢查？

4）再以報告結論中的不清楚的相關問題向醫生提問

5）諮詢特檢專科醫生：如果檢查結果複雜，主診醫生也難下結論，可以直接諮詢特檢專科的專科醫生（現在中國內地已經有檢查科室的專科醫生開設某特檢的諮詢門診）。必要時，換醫院再查。

生物電檢查
——記線錄圖 協助診療

☆人體生命活動與外界進行物質交換、能量轉化及資訊傳遞，都離不開生物電活動。在組織和器官，如心臟、腦、肌肉、視網膜等，細胞動作電位不斷發生和傳播而形成電流回路和電場分佈。在這些組織和器官所在部位的體表可測出一定電位變化，以線和圖的形式記錄下來，為該組織和器官的生理、病理狀況提供重要資訊，可以協助疾病的診斷和治療。

🌱 1. 心電圖（electrocardiogram，ECG 或 EKG）

心臟收縮依靠心肌的電活動，心電圖機從體表記錄下心臟的電活動變化圖形，便是心電圖。

①技術原理

1）靜息下心臟各部心肌細胞處極化狀態，沒有電位差，描記的電位曲線平直，為體表心電圖的等電位線。

心肌細胞活動時膜內電位由負變正（除極），描記的電位曲線即體表心電圖上心房的 P 波和心室的 QRS 波。

細胞除極後（複極），描記出心室的複極波在體表心電圖上表現為 T 波。

整個心肌細胞全部複極後，再恢復極化狀態，體表心電圖記錄回到等電位線。

2）常規心電圖檢查時安放肢體導聯電極和 V1 ～ V6 胸前導聯電極，記錄常規 12 導聯心電圖。

3）圖紙上記錄下各段電活動，基本上可反映心臟各個部分的實際活動。

* **P 波**：前半部代表右心房搏動，後半部代表左心房的搏動。當心房擴大，兩房之間傳導出現異常時，P 波可表現為高尖或雙峰的 P 波。

* **PR 間期**：激動傳導到房室結，速度變慢，形成了心電圖上的 PR 間期。當心房到心室的傳導出現阻滯，則表現為 PR 間期的延長。

* **QRS 波群**：激動向下經左右束枝同步傳遞到左右心室，形成 QRS 波群。心臟左右束枝的傳導阻滯、心室擴大等情況時，QRS 波群

增寬、變形和延長。

* **ST 段**：心室肌全部除極完成，複極尚未開始的一段時間，ST 段處於等電位線上。某部位心肌缺血或壞死，心室除極完後仍存電位差，ST 段發生偏移。

* **T 波**：T 波代表心室的複極。心電圖上 T 波的改變受多種因素的影響：如 T 波低平倒置發生在心肌缺血；如 T 波的高聳見於高血鉀、急性心肌梗塞等。

* **QT 間期**：心室從除極到複極的時間。QT 間期延長與惡性心律失常有關。

②臨床價值

由於簡便、有效、價廉，心電圖成為心臟疾病診療中最常用的檢查專案，應用範圍廣泛。已積累十分豐富經驗和資料，用心電圖做出診斷和判斷：

1）診斷各類心律失常、心肌缺血、心肌梗塞，以及心臟擴大和肥厚等；

2）觀察藥物或電解質對心臟的影響，觀察人工心臟起搏的情況等。

③存在短處

普通心電圖只收錄到安靜平臥時短短幾分鐘心電信號，對不定時發生的心臟狀況和非發作期心臟病易漏診。可用動態心電圖和運動心電圖補充。

2. 動態心電圖（holter）

①技術原理

在胸前黏貼多個電極片，電極片上導線連接到一個記錄盒。盒子背在身上。24 小時後卸下電極板和記錄盒。全天記錄的心電圖傳入電腦整理。

做時保持正常生活，可有意適量活動一下，以便記錄到異常心電圖。不要不敢活動，否則不出現異常。

成套的心電監測自動化儀器設備對重病人進行床邊監測或者遠處遙測，對於心臟疾病的診斷和心臟功能的觀察更為便捷有效。

②臨床價值

動態心電圖檢查能長時間連續記錄到被檢者日間和夜間時段的心電活動情況，資訊量大，不放過任何一次異常心電波。從而彌補普通心電圖不足，

大大提高對不定時發生心臟問題的觀察，包括無感覺時（無症狀）的異常心電波變化：

　　1）檢出短暫的，特定情況下出現的隱匿性心律失常；

　　2）監測快速性和緩慢性心律失常；

　　3）協助判斷不同類型異位節律或傳導阻滯的臨床意義並確定治療方案；

　　4）評估抗心律失常藥物的療效；

　　5）發現猝死的潛在危險因素，如不穩定的室性心律失常、Q-T 延長綜合症、二尖瓣脫垂、肥厚性或心肌病等，能及時採取有力治療措施。

✿ 3. 運動心電圖（ECG exercise test）

①技術原理

也稱心電圖運動負荷試驗，通過一定量的運動（如在活動平板上走步和小跑），人為增加心臟負荷和心肌耗氧量，誘發心肌缺血，隨後觀察心電圖變化。

②臨床價值

對已知或懷疑患有心血管疾病，尤其對冠心病的診斷、病變程度和預後判斷有重要價值。與冠狀動脈造影相比，該試驗有一定比例的假陽性與假陰性。但由於安全、簡便、實用、價廉，所以在臨床上應用廣泛，常常用來：

　　1）協助確診冠心病，並對有無隱性冠心病作篩選；

　　2）測量冠心病病人心臟功能和評估其運動耐量；

　　3）監測冠心病患者藥物治療或手術的效果。

③存在短處

　　1）假陽性發生率不低（10% 以上）：運動量過頭、藥物、電解質紊亂（如低鉀）、過度換氣、貧血、飽餐及注射葡萄糖後都可能引起假陽性。

　　2）假陰性發生率更多（12% 以上）：運動量不足、藥物（如抗心絞痛藥等）、有陳舊性心梗可能導致假陰性。

　　3）增加心臟負荷本身可能使心臟病現場發作，必須嚴格掌握禁忌症。

🌱 4. 腦電圖（electroencephalogram，EEG）

腦電圖是一種用電生理指標記錄大腦活動的方法。

①**技術原理**

將二個電極置於頭皮上，主要記錄來自大腦皮質神經細胞的電位差。

腦電波是自發的有節律的神經電活動，按其頻率變動範圍，分為四個波段：δ（1～3Hz），θ（4～7Hz），α（8～13Hz），β（14～30Hz）。

此外，在覺醒並專注於某一事時，常可見一種頻率更高的 γ 波（30～80Hz），波幅範圍不定。睡眠時還可出現另一些波形較為特殊的正常腦電波。

②**臨床價值**

1）癲癇的必要診斷依據；

2）對診斷一些顱內病變，如腦血管疾病、顱腦外傷、腦炎、腦瘤、代謝性腦病變等，有很大輔助作用；

3）發現智能障礙；

4）監測睡眠時腦波變化，可以區分睡眠中的不同時期。

🌱 5. 長程腦電圖

短程腦電圖檢查耗時短，費用低，報告快。但是在短時內有不少癲癇病人的腦電圖表現完全正常，異常率常不到 30%。

長程 24 小時動態腦電圖檢查，延長記錄時間，很有必要。有利於異常腦電波的發現，漏診減少。還可以帶著記錄盒自由活動。

其缺點是費用較高，腦電波易於受干擾因素多。

下列二種狀況可以考慮做 24 小時動態腦電圖：

1）高度懷疑癲癇的患者，但是短程腦電圖未記錄到癲癇樣波；

2）癲癇治療後做評估，確定能否停藥。

🌱 6. 視頻腦電圖

把腦電描記和攝像二種技術結合一起，做腦電圖同時，進行同步錄影。可以在觀察腦電圖同時，觀看病人癲癇發作時同步錄影。明顯提高了觀察和確認癲癇發作與腦電圖異常的關係，也容易祛除誤差，排除非癲癇發作。

🌱 7. 肌電圖（electromyogram，EMG）

興奮時肌肉神經細胞會產生生物電變化，用肌電儀記錄生物電圖形。
①技術原理
肌肉收縮時會產生微弱電流，在皮膚的適當位置附著電極，來測定身體表面肌肉的電流。把電流強度隨時間變化的曲線放大並記錄下來。

除記錄自發肌電活動之外，用電刺激肌肉運動單位也可以得到肌電圖。

通過神經傳導檢測和針電極測定某部肌肉，可區別神經源性或肌源性損害。

②臨床價值
在神經、內科、骨科、職業病診斷和運動醫學等方面有廣泛作用。

1）診斷脊髓前角急、慢性損害，神經根及周圍神經病變，例如可以協助確定神經損傷的部位、程度、範圍和預後。

2）對神經嵌壓性病變、神經炎、遺傳代謝障礙神經病、肌肉病有診斷價值。

3）用於治療過程中追蹤疾病的恢復過程。

下列對象可以考慮做肌電圖：周圍神經系統疾病；脊髓疾病；神經根壓迫症；神經肌肉接頭疾病；肌原性疾病；錐體系及錐體外系疾病。

7-03 放射性檢查 ——特別需要 特別檢查

☆放射性檢查應用放射性核素（radionuclide）及其標誌物進行檢查。主要用於臟器功能測定：將放射性核素引入人體，用放射性探測儀器在體表測得放射性物質在臟器中的變化，隨後通過電腦進行分析，對臟器功能做出評價。其次用作顯像：以臟器、組織與病變之間對放射性核素攝取的差別為基礎，利用顯像器獲得臟器或病變的影像。

🌱 1. 臟器功能測定

使用半衰期短的放射性核素及其標誌物引入人體。體外放射性探測儀器使用 γ、β 計數儀。

然後測定相關臟器中，或血、尿、糞便中放射性的動態變化。在體表測得放射性在臟器中隨時間的變化曲線，通過電腦進行半定量分析，或根據一定的數學模型計算出各種定量參數。

已廣泛而有效地應用於甲狀腺、心臟、腎臟和肺臟的功能測定。

🌱 2. 臟器顯像（或掃描）

將放射性核素引入體內後，在臟器內外之間，或者在正常組織與病變之間，對放射性核素的攝取各自形成差別。利用顯像儀器獲得臟器或病變的影像，常用 γ 照相機和發射型電腦斷層照相機（ECT）。

放射性核素顯像應用於不少臟器，如心肌核素顯像、局部腦血流斷層顯像、肝血管瘤顯象、肝膽顯像、甲狀腺顯像等。

核素參與體內代謝，所以是一種動態顯像，而不是靜態顯像。本方法靈敏度高、無創傷、且重複性好，在診斷和觀察病變中有重要的輔助作用。

放射性檢查需攝入放射性核素，選擇半衰期短，體內停留時間短，且劑量很小，一般不對身體造成危害。如經常反覆進行放射性檢查，也會造成一定危害，比如白血球下降、免疫力降低、頭暈、噁心等，必須避免。

7-04　影像學檢查
——看影猜病 考量安全

☆影像診斷體系的建立是奠定現代臨床醫療的基礎之一。影像圖片顯示各器官和組織在正常或有病時的形態變化與功能狀況。影像檢查在特殊檢查平時應用中排行老大。用科技手段直視活體器官，對於發現疾病和協助診斷功不可沒。必須懂得，影像檢查本質上還是看影猜病，價值很大，但不是定性診斷，不能單靠影像檢查而確診疾病。而且還要考量安全問題。

🌱 1. 超聲波（ultrasonic examination）

因其頻率超過人耳聽覺範圍而被名為超聲波。

①**技術原理**

1）原理：超聲波具良好的方向性，人體內傳播中遇到密度不同的組織和器官，會產生不同的反射、折射和吸收。示波屏上顯示回波的距離、弱強和多少，可顯示一些臟器的活動功能，並能鑒別出組織器官內液體、氣體或實性組織。

2）A 超和 B 超：超聲波以振幅形式工作，振幅第一個英文字母是 A，故稱 A 超，又稱一維超聲。超聲波以亮度模式工作，因亮度第一個字母是 B，故稱 B 超，又稱二維超聲。B 超比 A 超更清晰顯示各臟器及周圍器官各種斷面像，圖像富實體感，近於解剖真實結構，直觀好，重複強，所以為超聲檢查主要手段。

3）彩超：以高清晰度的黑白 B 超再加上彩色多普勒，即形成彩色多普勒超聲血流圖像。彩超既具有二維超聲結構圖像的優點，又同時提供了血流動力學的豐富資訊，擴大了超聲波的實際應用。

②**臨床價值**

1）超聲波檢查無痛苦、無損傷、無放射性，操作容易，又價廉，便成為一項常規的醫療檢查。在健康體檢也常會利用 B 超檢查腹部、腦部和心臟。

2）B 超常規用於器官的檢查，表現為高中低的回聲圖像，可獲得臟器切面圖像，可直接進行直觀形態觀察。腹部 B 超可用來檢查肝、膽、脾、

胰、腎、膀胱、前列腺等，探測子宮、輸卵管、卵巢及盆腔。瞭解這些臟器的結構是否正常，有無積液、氣體等。可檢出 1 厘米左右的腫塊，可鑒別腫塊是囊性還是實質性。對於孕期和眼部病變，B 超也是不錯的檢查手段。

3）彩超比 B 超多了血流功能，有的檢查上需要，在某些檢查上意義不大。

4）多普勒超聲心動圖即時顯示心臟或大血管內某一點一定容積血流的頻譜圖，無創傷性檢查心臟和大血管的解剖結構及功能狀態，對於定量分析心血管系統中的狹窄、返流和分流性病變，有其明顯的優點和價值。

5）隨超聲技術發展，以及手術中和腔內探頭的不斷完善，內鏡超聲（食道、胃、腸、陰道、前列腺、血管等）、超聲造影、三維成像、彈性成像等，也開始在臨床上使用，大大提升超聲波的實用價值。

③存在短處

超聲成像過程中可能造成圖像偽差，原因多方面。有時可能造成圖像失真，導致誤診、漏診，因此超聲波檢查準確率不可能百分之百。

2. X 光透視和攝片

①技術原理

X 射線穿透性很強，在穿透人體不同組織結構時，被吸收的程度不同，到達螢光幕或膠片上的 X 光量也產生差異，因此形成了明暗或黑白對比不同。

1）X 光透視： X 光穿過人體被檢部位，影像顯示螢光幕上，人工即時觀察。

2）X 光攝片： X 光穿過人體被檢部位，感光在膠片上形成影像。

②臨床價值

1）因為簡便，價廉，X 光透視和攝片長期作為一項常用的檢查手段。

2）X 光透視在檢查時可以轉動病人的身體，從各種不同的位置和角度來觀察病變的狀況，也可以觀察器官的運動功能，而且馬上可以拿到檢查報告。

3）X 光攝片比透視清晰，並可以留下客觀的記錄，有利於復查對比。常用在各種外傷，檢查結果快速易得；或是檢查心、肺、腹部。

③存在短處

1）X 光透視過程中放射線輻射劑量比 X 光攝片高很多倍。透視難以看到細小的病變，又不能留下客觀記錄。目前透視已逐步淘汰。筆者發現北美有些城市的醫療機構，X 光透視又被重新啟用，甚至列為胸部特殊檢查的首選。令人驚訝的是，醫保機構為了省錢出此下策，先進技術和病人安全輸給了金錢。

2）X 光攝片受制於深淺組織的影響相互重疊和隱藏，有時需要多次以不同角度攝片才能看清。

3.CT 掃描，電腦斷層掃描 (computed tomography，CT)

①技術原理

1）用不同的射線束對人體某部一定厚度的層面進行掃描，由靈敏度很高的探測器接收透過該層面的射線，把光電轉換為電信號，再經轉換器成為數字，輸入電腦處理。所採用的射線不同（如 X 光束、超聲波、γ 射線）可分為 X 射線 CT、超聲 CT 以及 γ 射線 CT 等。這裏主要介紹 X 射線 CT。

2）圍繞人體的某一部位作一個接一個的斷面掃描，如麵包切片一樣。具有掃描時間快，圖像清晰等特點。

3）CT 圖像以不同的灰度來表示，反映器官和組織對 X 光的吸收程度。與 X 光圖像一樣，黑影表示低吸收區，即低密度區，如含氣體多的肺部；白影表示高吸收區，即高密度區，如骨骼。CT 與 X 光圖像相比，CT 的密度分辨力高，即有更高的密度分辨力。人體軟組織的密度差別雖小，也能形成對比而成像。CT 可更好顯示由軟組織構成的各種器官，並在良好的解剖圖像背景上顯示出病變的影像。

4）螺旋 CT 掃描是圍繞人體做連續旋轉掃描同時，自動勻速水準進床，因此掃描線在體表上呈螺旋形。與常規 CT 掃描不同，螺旋式掃描獲得連續層面的資訊，包括掃描範圍內所有組織的資訊。尤其對受運動影響較大的臟器（如心、肺）的顯示，其圖像品質和診斷資訊有明顯改善。多排螺旋 CT 機掃描速度更快。

5）CT 掃描常有二種形式：

　　＊ 平掃：不用造影增強的普通掃描，一般先作平掃。

＊增強：經靜脈注入水溶性有機碘劑，再行掃描。血內碘濃度增高後，器官與病變組織內碘的濃度有差別，形成密度差，使病變顯影更清楚。

②臨床價值

1）CT 設備較貴，費用偏高，對某些部位檢查的定性診斷有一定局限。不宜將 CT 檢查作為常規診斷手段，應在瞭解其優勢的基礎上，合理選擇和應用。

2）CT 檢查的高分辨力和斷層切片式的影像，顯示出在應用中高於 X 光攝片的優越性。常用於中樞神經系統、頭頸部、心、胸、腹等處疾病的檢查。

3）在骨關節檢查時多數通過簡便、經濟的常規 X 光檢查確診，使用 CT 檢查相對較少。CT 優於傳統 X 光檢查之處在於其密度解析度高，所以軟組織、骨與關節都能顯得很清楚。加上 CT 可以做軸位掃描，一些在傳統 X 光影像上難以分辨的關節都能 CT 圖像上顯示。

③存在短處

1）難以發現密度變化小或無的細小病變，或局限於細胞水準的早期病變。

2）運動及金屬易產生偽影，影響診斷。

3）會產生電離輻射，輻射劑量較普通 X 光攝片大，要考量安全問題。

4. 核共振，核磁共振（magnetic resonance imaging，MRI）

①技術原理

人體置於特殊磁場中，用無線電射頻脈衝激發人體內的氫原子核，引起共振並吸收能量。在停止射頻脈衝後，氫原子核按特定頻率發出射電信號，並將吸收的能量釋放出來。體外由接受器收錄，經電腦處理得到圖像。

②臨床價值

1）參數多，資訊量大，多方位成像，直接作出橫斷、矢狀、冠狀和各種斜面的體層多層面成像，不會產生 CT 檢測中的偽影。以二維、三維方式顯示人體的解剖結構和病變，不僅達到定位診斷，對定性診斷亦有重要的參考價值。

2）提供了分子水準上的生化資訊，對人體內水腫、感染、炎症、變性等在形成形態變化之前就進行早期的診斷，或超早期診斷。

3）對軟組織的反差大，具有高分辨力，對確定炎症、水腫、腫瘤等病變範圍十分明確，尤其是對外科確定手術範圍提供了非常可靠的依據。

4）不需注射造影劑。不產生電離輻射，對人體沒有放射性損害，可多部位多次復查。

5）對顯示顱神經、顱底、顱頸交界區及脊髓疾病優於 CT，對診斷癲癇、腦梗塞、腦出血等病也優於 CT；對軟組織及腫瘤的顯像清晰度及解析度優於 CT。

③存在短處

1）檢查時間較長，平均需要 20 ～ 30 分鐘。

2）檢查費用比較貴。

3）帶有心臟起搏器、體內帶有金屬製品不能檢查，危重病人也不宜檢查。

🌱 5. 正電子發射計算斷層成像（positron emission tomography，PET-CT）

①技術原理

1）利用正電子核素標記葡萄糖等人體代謝物作為顯像劑，通過病灶對顯像劑的攝取來反映其基因、分子、代謝及功能狀態變化。把 PET 掃描器和先進螺旋 CT 設備在功能和技術上完美融合，PET-CT 的出現是醫學影像技術發展的里程碑。

2）PET 代謝圖像與 CT 解剖圖像融合，以圖片形式顯示代謝活性與解剖位置。

3）一次顯像可獲得全身各方位的斷層圖像。

4）全球第一台全景動態 PET-CT 成像系統 2019 年在上海投入臨床使用，不僅快速高效，而且造成的輻射只有常規 PET-CT 的四十分之一。

②臨床價值

目前主要用於腫瘤的診療，也開始在心、腦疾病上使用。

1）腫瘤早期和鑒別診斷：病變早期瘤體還未成形時，癌細胞代謝活性就明顯高於正常。PET 顯示病灶代謝明顯活躍，則提示為惡性；反之良性病

變可能大。

2）腫瘤確定分級和療效評估：能一次全身斷層顯像，除發現原發病變，還可以發現全身各部位有無轉移病變，有助腫瘤分期，並提供穿刺或組織活檢的準確部位，還可以觀察治療後病變的改變。

3）放療靶區的精確定位：PET 可以確定代謝活躍的病灶範圍，為精準放療，提供更合理、更準確的定位。

③存在短處

檢查費用較高，中國同歐美國家相近，常規 PET-CT 大約 1,000 多美元。不適宜作為常規體檢或檢查專案。

④不同腫瘤有不同的應用價值

根據靈敏度、特異性和準確性，分別列出不同應用價值的三類腫瘤：

1）很高價值：肺癌、淋巴瘤、結腸癌、食道癌、乳房癌、子宮癌、卵巢癌、鼻咽癌；

2）較高價值：甲狀腺癌、胃癌、胰腺癌、膽囊癌、肝轉移癌、腎上腺轉移癌、轉移性骨腫瘤、多發性骨髓瘤；

3）一定價值：原發性肝癌、腎腫瘤、膀胱癌、腦腫瘤、腎上腺嗜鉻細胞瘤。

⑤下列狀況病人結合上述應用價值，可考慮做 PET-CT

1）臨床上高度懷疑腫瘤，但是找不到原發灶在何處；

2）已經確診腫瘤原發病灶，但是不知道有無其他轉移灶或轉移灶在哪裏；

3）需要放療，但是無法確定放療的準確範圍；

4）做了化療，但是並不清楚化療的效果。

⑥檢查前應注意的事項

PET-CT 檢查前要注意的事情多一些，務必認真、仔細做到：

1）糖尿病人先控制好血糖，不讓升高，避免影響葡萄糖類顯影劑作用；

2）做前一天晚餐進食低碳水化合物，晚 10 時後禁食，可飲水但不能含糖；

3）睡好覺，避免運動，檢查前儘量放鬆，以免影響檢查結果；

4）注射後靜待檢查期間，安靜休息，較多喝水，使示蹤劑更好被病灶攝取；

5）做前摘掉腰帶、手機等金屬物件，避免產生偽影。

🌱 6. 五項影像檢查的常規選擇

影像檢查對於發現疾病和協助診斷有不可替代的價值，近年來隨技術進步更有發展，已經成為特殊檢查中的老大。但本質上還是看影猜病，難定性診斷，不能單靠影像檢查而確診疾病。

根據疾病發生的可能部位，在選擇影像檢查專案時大致有四個常規方向：

1）胸部疾病：初步檢查用 X 光攝片，用 CT 更為清楚；

2）腹部和盆腔疾病：超聲波功效不錯，但含氣多的臟器要用 CT 或核共振；

3）心臟疾病：心臟彩超比較有效，有時要用 CT 或核共振；

4）骨損傷：首先考慮 X 光攝片，進一步特殊用 CT。

★首選指標　　✓ 次選指標

	超聲波	X 光攝片	CT	核共振	PET-CT
胸部		★	✓		
肺癌可能			★		
腹部盆腔臟器（不包括中空胃腸）★			✓	✓	
心臟：排除冠心病			★		
心臟結構、功能	★			✓	
顱腦損傷和急性腦血管病			★	✓	
腦內結構病變			✓	★	
已經診斷或高度懷疑腫瘤、懷疑腫瘤轉移					✓
四肢長骨		★	✓		
頸椎腰椎			✓	★	
關節、肌肉、脂肪組織				★	

🌱 7. 五項影像檢查的安全考量

影像檢查對人體的可能危害主要來自放射性輻射。前面説過，超聲波和核共振都沒有輻射，因此這二項檢查在安全性上具有優越性。

①何為輻射？

輻射指部分電磁能量以電磁波或粒子形式向外擴散，向遠處傳播。人體有較強的修復機制，減少輻射損害。mSv 稱作毫西弗，是輻射劑量的基本單位之一。

②多大輻射量才能危害人體？

每人都會受到來自地球環境的輻射，每年平均輻射劑量約為 2 mSv。中國內地規定：醫院放射科工作人員，連續 5 年的年平均有效輻射劑量不能超過 20 mSv；任何一年中有效輻射劑量不能超過 50 mSv。

輻射危害有兩種：遠期危害效應，即使微小劑量也可能引起，只是發生的概率較小，如癌症和遺傳效應的發生；近期危害效應，劑量要超過輻射閾值才發生，如白內障、皮膚輻射損傷等。輻射效應是累積的。兒童對輻射的敏感度是成人十倍。有研究表明：

1）**一次劑量不超過 100 mSv**：沒有危害；

2）**超過 100 mSv**：開始出現細胞的傷害；

3）**超過 500 mSv**：開始出現放射病相關的症狀，由輕到重；

4）**達到 4000 mSv**：可能致死。

③各項影像檢查有多大輻射？

在各種影像檢查中人體受到的輻射量不同。不同設備和不同種類的 CT 專案，輻射量也有所不同。收集下列資料供參考：

1）**牙科全口 X 光攝片**：0.01 mSv；

2）**胸部 X 光攝片**：0.02 mSv；

3）**乳房 X 光攝片**：0.7 mSv；

4）**頭顱 CT 掃描**：2 mSv；

5）**胸部 CT 掃描**：5 mSv（低劑量 1 mSv）；

6）**胃腸鋇劑 X 光攝片**：8 mSv；

7）**心臟冠脈 CT 掃描**：16 mSv；

8）**全腹部增強 CT 掃描**：35 mSv（低劑量 13 mSv）；

9）**PET-CT 全身掃描**：14、25、32 mSv（取決於其中 CT 劑量的低、中、高）。

④**影像檢查怎樣考量安全性？**

選擇做還是不做，合適做哪種影像時，參考上述資料，根據一年內所做檢查中共受到的輻射累積總量，來劃定下列四條安全線：

1）**較高安全線，每年共 10 mSv**：沒有必要做的儘量不做，如常規體檢，如沒有任何有病的警訊，如沒有嚴重病因，如處於可做可不做等；

2）**一般安全線，每年共 20 mSv**：必要做的，本線範圍內可考慮做；

3）**臨界安全線，每年共 50 mSv**：患有嚴重疾病，或有證據表明可能患有嚴重疾病，在比較疾病的風險與檢查的風險之後，在本線範圍內選擇性做；

4）**特別安全線，每年小於 5 mSv**：孕婦、兒童等特殊人群必須大幅提高安全範圍，可做可不做的最好不做。

另外務必警惕，做檢查時對甲狀腺、性腺、眼睛等特殊部位，要進行相應的防護，目前各醫院對此類檢查均有專門的保護措施。

7-05 內窺鏡檢查 ——準確直觀 實地採證

☆內窺鏡（endoscopy）也稱內鏡，現代科技使得硬管成軟管（纖維鏡），再配上電眼（電子鏡），有的還安裝超聲波探頭，醫生診病的眼睛亮了，手臂長了。現代化內鏡幾乎無孔不入，深入體內各處，鏡下準確直觀，必要時留下照片、錄影，或活檢組織、生長物，為診病實地採集第一手證據。同時內鏡下還可以實施過去難以做到的不少無創傷治療或手術。

1. 纖維食道鏡檢查

①操作方法

纖維食道鏡直徑不到 1 厘米，鏡長不到 1 米，配有吸引、送氣和清洗裝置，還有鉗孔可插入活檢鉗或注藥。患者局部吸入麻醉後，鏡從口中慢慢伸入。

入食道後間斷注入適量氣體，使食道擴張，以保證鏡頭在直視下前推和觀察。鏡頭先送達賁門部，看完賁門後邊退邊觀察食道各段。發現病變後，測量其長度及距門齒之距離，必要時取活檢。觀察無活動出血，即邊吸引邊退出。

②臨床價值

食道癌診斷易明確，大多可確診，需用鏡檢為數不多。食道鏡檢查用於：

1）吞咽困難或有食道梗阻；

2）X 光鋇餐檢查發現食道有局部外壓現象，懷疑食道癌；

3）食道癌放射治療或手術切除後，疑有復發時，通過鏡檢確定。

③檢查須知

1）下列嚴重病況時禁忌：嚴重高血壓、心臟病、心肺功能不全，主動脈瘤壓迫食道，食道入口處病變造成阻塞，尖銳異物或惡性病變造成食道穿孔等；

2）術前 6 小時禁食禁水，術前 30 分鐘皮下注射阿托品，個別情緒緊

張者，適當給予鎮靜劑；

3）取下活動的假牙，清除鼻腔分泌物。

🌱 2. 纖維胃鏡檢查

①操作方法

前端裝內視鏡、光源器和攝像頭。嘴中伸入食道，慢慢進入胃和十二指腸。可電視屏看到胃鏡活動全貌。必要時鏡上小洞伸入器械做活檢和手術。

無痛胃鏡檢查採用麻醉的方法，讓病人在短暫無意識狀態下進行檢查。

②臨床價值

胃鏡檢查已成為上消化道病變的首選檢查方法，應用廣泛，使用量大：

1）有上消化道各種症狀，還伴有體重下降、貧血等；

2）上消化道鋇餐造影等檢查不能確定病變，或症狀與鋇餐檢查結果不符；

3）上消化道出血確定病因和部位，急性出血可做急診鏡檢，鏡下止血；

4）確定為潰瘍病、萎縮性胃炎、癌前病變、胃術後等，需隨訪觀察；

5）食道癌和胃癌高危人群的普查；

6）需在胃鏡下做治療，如胃內異物、胃息肉、食道賁門狹窄等；

7）需在胃鏡下做手術，如膽道手術等。

③檢查須知

1）預做 HbsAg 等檢查，避免交叉感染；

2）查前至少 8 小時不得進食，進水；

3）15 ～ 30 分鐘前注射阿托品及安定，喝去泡劑；前 3 分鐘喉頭噴麻醉劑；

4）換寬鬆衣服，取出活動假牙，左側臥位，雙腿微曲；

🌱 3. 膠囊內鏡檢查

全稱為磁控膠囊內鏡系統，被譽為消化道內鏡機器人。檢查不限於胃。

①操作方法

隨水吞下一粒重量不到 4 克的膠囊內鏡，自食道到結腸隨消化道蠕動

運行。依靠體外磁場，精確控制進入人體內膠囊的活動和方向。膠囊內置的照相機自動快速拍攝，一系列照片被發送和留存到體外記錄儀和電腦，供分析。

不需插管和麻醉，輕鬆，快速，無痛苦，結果準確。不僅用於胃部疾病的診斷，也可以用於小腸等其他消化道疾病的診斷。

②臨床價值

1）消化系統疾病的定期復查，如息肉、炎症、潰瘍、出血等；

2）有明顯消化道症狀需要確診；

3）上消化道腫瘤高危人群作做篩查。

③檢查須知

1）檢查前一日無渣飲食，檢查前晚 8 時後禁食，檢查前晚服用瀉藥；

2）吞服膠囊後可以自由活動；

3）15 分鐘左右便完成胃部檢查。7 小時左右電耗盡後，全部檢查終止；

4）檢查開始 4 小時內禁食，4 小時後可以簡單飲食；

5）約 24 小時後，膠囊機隨大便排出體外。

🌱 4. 雙氣囊小腸鏡檢查

胃、十二指腸與大腸之間為小腸，是人體中最長的消化管道。小腸游離、迂曲，距口和肛門又遠，內鏡進鏡和觀察很難。過去小腸疾病診斷主要依賴影像學檢查，但有局限，敏感性和準確性較低。雙氣囊小腸鏡填補了不足。

①操作方法

雙氣囊電子小腸鏡是在小腸鏡外加上一個頂端帶氣囊的外套管，避免小腸鏡在胃內盤曲。小腸鏡插入空腸，通常可抵達迴腸中下段，部分可達末端迴腸，檢查範圍大大擴展。視野廣、圖像清，並可行內鏡下活檢及相關治療。

雙氣囊小腸鏡分為經口進入或者經肛進入，主要根據小腸可疑病變部位不同來決定。通常情況，經口進鏡可抵達迴腸中下段，經肛進鏡可達空腸中上段。如果經口或經肛檢查未發現病變，可在到達的小腸部位標記，再從另一側進鏡。這樣經口和經肛分別進鏡的方式相結合，可使整個小腸得到全

面、徹底檢查。

小腸鏡還能在檢查過程中進行活檢、止血、息肉切除、注射等治療。

小腸鏡檢查時間長約 90 分鐘，過程相對較痛苦，一般在麻醉下進行。

②臨床價值

隨膠囊內鏡和電子小腸鏡問世，極大提高小腸疾病檢出率。二種檢查互補，膠囊內鏡適用於作初步檢查，而小腸鏡進一步確認可能的病變或進行治療：

1）消化道出血，經胃鏡和結腸鏡檢查未能發現病變，懷疑有小腸器質性病變，如小腸腫瘤、小腸吸收不良綜合症、慢性腹痛、慢性腹瀉等；

2）疑有不完全小腸梗阻；

3）多發性息肉患者需要做全消化道的評估；

4）小腸造影或膠囊內鏡發現小腸異常，但不能確診；

5）小腸疾病內鏡下治療，如息肉電切、小腸出血治療及異物取出術。

③檢查須知

1）查前禁食 12 小時，並作碘過敏試驗，以便需要時作造影檢查；

2）查前準備同於胃鏡檢查和結腸鏡檢查；

3）查前認真完成腸道清潔十分重要，否則影響檢查結果。

5. 結腸鏡檢查

①操作方法

經肛門插入，到直腸、乙狀結腸、降結腸、橫結腸、升結腸和盲腸以及與大腸相連的一小段小腸（迴盲末端）。通過腸鏡前電子攝像探頭，將腸黏膜圖像傳輸於電腦處理，並顯示電視屏上。可觀察到大腸黏膜的微小變化，如癌、息肉、潰瘍、糜爛、出血、色素沉著、血管曲張和擴張、充血、水腫等，通過結腸鏡還可對部分腸道病變進行治療，如對大腸息肉等鏡下直接摘除，對腸道出血進行鏡下止血，對大腸內異物進行清除。

②臨床價值

目前是診斷大腸黏膜病變首選的最佳檢查：

1）原因不明的下消化道出血不止，包括顯性出血和持續性隱形出血；

2）有下消化道症狀但不明診斷，如慢性腹瀉、排便異常、腹痛、腹

塊等；

　　3）低位腸梗阻及腹塊不能排除腸道疾病；

　　4）大腸息肉和早期癌需在內鏡下摘除或切除；

　　5）大腸癌術後或息肉摘除後定期隨訪。

　③檢查須知

　　1）預做 HbsAg 等檢查，避免交叉感染；

　　2）檢查前一天不吃富含纖維的蔬果，檢查前晚開始禁食；

　　3）按醫囑服瀉藥進行腸道準備十分重要，服藥後多飲水，必須做到，最終排出大便為清水或淡黃色液體，無任何糞渣；

　　4）取活檢或息肉電切除術後當日禁食，第二天無渣流質飲食宜溫涼。三天內勿劇烈運動；自己注意觀察大便顏色，有沒有便血。

6. 鼻內鏡檢查

　①操作方法

　　配冷光源、攝像機和顯示器，深入鼻腔，從前到後觀察各部位，使鼻腔內病理改變清晰顯示。3.5 毫米小孔將病變組織放大 500 倍，亮度好視野大。

　②臨床價值

　廣泛應用於鼻腔、鼻竇疾病的診斷及治療：

　　1）尋找鼻內出血的確切部位，可在鏡下予以止血；

　　2）發現鼻內膿性分泌物的來源，確定病變性質；

　　3）檢查早期鼻腔或鼻咽部腫瘤，作出定位，並可在直視下活檢；

　　4）配套相關器械，使鼻內手術更深入、精細和微創。

　③檢查須知

　　1）查前進行鼻腔黏膜收斂，以及黏膜表面麻醉；

　　2）採坐位，鏡從前鼻孔進入，如不適請告醫生，切莫轉頭或推鏡；

　　3）如在內鏡下行活檢術，查後觀察半個小時，確認沒有出血才能離開。

7. 喉鏡檢查

　　喉部位置深結構複雜，難清楚觀察。以前常使用光學喉鏡檢查。

①纖維喉鏡操作方法

又稱纖維鼻咽喉鏡，是目前耳鼻咽喉科中應用最廣泛的內鏡。由鏡體、冷光源和附件三部分組成。經前鼻孔插入可以檢查鼻咽、口咽、喉咽和喉部。可以進行活檢及手術，可以進行負壓吸引，還可以對喉部局部給藥。

②電子喉鏡操作方法

外形與纖維喉鏡類似。在內鏡尖端配以 CCD 片，作為超小型攝像機，獲得更高清晰的圖像，連接數字影像處理系統，通過電腦對電子圖像進行相關處理。

③臨床價值

1）必須咽喉檢查，但用間接喉鏡檢查有困難（如咽部敏感，上切牙突出，舌過高等），或用直接喉鏡檢查也有困難（如頸椎強直，牙關緊閉等）；

2）對喉部比較隱蔽部位的病變或微小的早期病變做檢查；

3）觀察聲帶活動；對較小的聲帶息肉和結節進行手術治療或活檢。

④檢查須知

1）上呼吸道有急性炎症或心肺有嚴重病變不宜做；

2）查前禁止飲食飲水；

3）查後 2 小時內禁止進食喝水（麻醉效果易導致嗆咳）；

4）如果鏡內手術後，禁食、禁飲水 6 小時；6 小時後用半流質飲食。

8. 纖維支氣管鏡檢查

①操作方法

支氣管鏡外徑細可彎曲，亮度大視野清。經鼻腔、口腔，或口氣管套管插入，經過聲門進入氣管和支氣管以及更遠端，直接觀察氣管和支氣管病變。

為保證安全，鏡檢時處於無痛的麻醉狀態和保證呼吸道的通暢，進行氣管插管，通過氣管插管直接進鏡。不過，75 歲以上高齡患者，有心腦血管疾病、肺功能差、有活動性咯血患者，都不應該進行無痛麻醉。

②臨床價值

使用纖維支氣管鏡讓不少隱藏在氣管、支氣管及肺內深部難以發現的疾病，在沒有體表創傷的情況下得以診斷及治療。在臨床上應用廣泛：

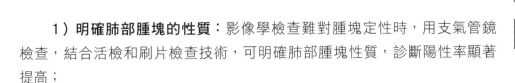

1）**明確肺部腫塊的性質**：影像學檢查難對腫塊定性時，用支氣管鏡檢查，結合活檢和刷片檢查技術，可明確肺部腫塊性質，診斷陽性率顯著提高；

2）**痰細胞學檢查發現癌細胞，而影像學檢查無異常**：臨床上稱為隱匿性肺癌，通過支氣管鏡檢查和觀察，能早期確診，早期治療；

3）**頑固性咳嗽**：難以解釋，治療欠佳，做支氣管鏡檢查以明確病因；

4）**不明原因喘鳴**：喘鳴逐漸加重，卻原因不明；

5）**咯血及痰中帶血不止**：查明原因，還可以吸出血塊，注入藥物止血；

6）**肺不張**：探明病因後，經纖維支氣管鏡進行治療；

7）**肺部嚴重感染疾病**：清除氣管、支氣管分泌物，取痰液做細菌培養，做支氣管肺泡灌洗，局部注射抗生素；

8）**協助肺癌術前分期及決定切除部位**：鏡下觀察有助判斷。

③**檢查須知**

1）查前做血常規檢查、凝血功能檢查、心電圖等；

2）查前停用抗凝血藥物（如阿士匹靈）三天以上；

3）查前 4～6 小時禁食禁飲；將假牙取下；

4）查後二小時後先適量飲水，如無嗆咳方可進食；

5）儘量避免用力咳嗽，以免引起出血，如咳血量多，及時反映。

9. 纖維膀胱鏡檢查

①**操作方法**

局部麻醉下進行。導入膀胱鏡，抽出閉孔器，估計尿殘餘量；插入窺鏡，邊充水邊檢查，按序檢查膀胱內。

如輸尿管插管時，抽出窺鏡換插管鏡，找到輸尿管口，插入輸尿管導管。

②**臨床價值**

纖維膀胱鏡檢查是泌尿外科診斷和處理疾病時不可替代的重要手段：

1）**診斷**：不明的膀胱、輸尿管、腎臟或後尿道的疾患；

2）**觀察**：瞭解膀胱周圍病變（如腹後壁、盆腔和直腸腫瘤）對膀胱侵犯；

3）造影：需進行輸尿管插管、逆行腎盂造影或收集兩側腎盂尿；

4）治療：膀胱腫瘤、結石、異物、出血等治療，前列腺切除等。

③檢查須知

1）檢查前停用抗凝藥一周，女性經期不能進行檢查；

2）注射碘劑行造影術前，應先做碘過敏試驗，並觀察有無過敏反應；

3）檢查後臥床休息半天或一天，並鼓勵多飲水；

4）檢查後可出現輕微血尿以及尿頻、尿急、尿痛等症狀，1～2天即可消失，若症狀加重無緩解，需及時就醫。

🌱 10. 電子陰道鏡檢查

①操作方法

先使用窺陰器暴露陰道、宮頸和生殖器，於距離陰道口或生殖器大約20厘米部位，將陰道鏡的鏡頭對準宮頸或生殖器上的表皮組織，調節焦距，螢幕顯示放大的圖像，電腦可以儲存和回放這些圖像。

陰道鏡能將收集到的圖像放大10～60倍，通過放大的圖像進行觀察，可以清楚地看到子宮頸表皮和生殖器表皮上肉眼不能觀察到的微小病灶。

②臨床價值

有助於判斷宮頸、生殖器等病變的準確率，為早期診斷提供依據，使疾病治癒率大大提高。陰道鏡已經成為一項重要的婦科檢查，普遍應用：

1）診斷：可以反復檢查，無創傷性；協助鑒別生殖道病變的性質；能夠及時發現癌前病變和早期癌症；提高活檢陽性率；

2）治療：提高治療部位的精準，避免遺漏或過大治療病變；

3）隨訪：動態觀察病變發展和治療後療效評判等，簡便，有效；

4）科研：觀察到細微變化，是研究臨床與病理形態學之間關係的重要方法；

5）篩查：作為早期發現宮頸癌的有價值篩查，用於：

＊宮頸糜爛久治不癒；

＊有接觸性出血史；

＊宮頸細胞檢查陽性；

＊亞臨床人乳頭病毒感染等。

6）**其他**：確定可疑病變的範圍，指導活檢的定位；排除有無癌症或癌前病變；性病治療前後局部變化和動態觀察；宮頸癌手術前確定病變範圍。

③**檢查須知**

1）根據病史、月經史，選擇合適的檢查時間；

2）檢查前做常規滴蟲、黴菌、巴氏塗片檢查；

3）如疑及感染，先做陰道分泌物培養，如果陽性，先對症治療；

4）檢查前 48 小時禁止陰道用藥，以免影響檢查和觀察；

5）檢查前 24 小時禁止做任何婦科陰道操作。

🌱 11. 宮腔鏡檢查

宮腔鏡檢查是一項新的婦科診療技術，用於子宮腔內檢查和治療。

①**操作方法**

包括鏡管、能源、光源、灌流和成像系統。分為診斷型及手術型。鏡體前部進入子宮腔內，放大後直觀清楚準確。為婦科宮內病變的首選檢查。

②**臨床價值**

宮腔鏡檢查和宮腔鏡手術是二回事。宮腔鏡檢查的臨床作用是診斷，觀察宮頸、子宮有沒有病變。宮腔鏡下手術，比檢查要複雜，可能住院進行。

1）**診斷**：月經過多過頻，經期過長、不規則子宮出血；不孕症和反復自然流產；疑子宮內膜癌或其癌前病變；宮腔內異物、宮腔粘連、宮內節育器；

2）**治療**：疏通輸卵管開口；異物取出；注藥治療輸卵管妊娠；

3）**手術**：內膜息肉、部分子宮肌瘤、子宮縱隔等切除；宮腔粘連分離。

③**檢查須知**

1）查前預做肝炎免疫指標、肝功、腎功、心電圖、血尿常規、凝血指標、白帶常規等；

2）月經淨後 3～7 天檢查或手術最佳；月經後或查前 3 天禁止性生活；

3）檢查前可適當練習憋尿，便於查時或術中 B 型超聲監護；

4）陰道出血多，隨時就醫治療。

7-06 病原體病因檢查
——找出病源 判明病因

☆病原體為引起傳染病和寄生蟲病的細菌、病毒和寄生蟲等。還有一些疾病有明確的致病因素，如自身抗體、毒物等。如找到病原體、致病因素本身，或者測定它們的相關物及特異性抗原、抗體，即查到了疾病的源頭和起因，也就是採集到疾病的直接證據。其診斷價值之大不言而喻。文中重點介紹病毒性肝炎、2019 冠狀病毒病、性病的病原體檢查。

🌱 1. 直接查找寄生蟲

①從糞便

糞便中直接查找蟲卵，或飽和鹽水漂浮法找蟲卵（還有阿米巴包囊、條蟲和囊蟲的節片等），都是常常用來診斷腸道寄生蟲病的主要依據，包括蛔蟲、蟯蟲、鞭蟲、鉤蟲、阿米巴原蟲（阿米巴痢疾）、條蟲、囊蟲、血吸蟲等。

凡在糞便檢查中查到蟲卵等，可以肯定有寄生蟲感染。但糞便寄生蟲檢查陰性時，還不能否認有寄生蟲感染。可能因為：

1）糞便取材不當或取樣時間不當等因素未能查到蟲卵；

2）體內感染的蟲體尚未排卵或排卵較少；

3）體內感染為雄性蟲體。

②從外周血

1）**血塗片染色查瘧原蟲**：還可鑒別瘧原蟲種類。骨髓塗片染色查瘧原蟲的陽性率較高。陰性結果不能否定診斷，需多次復查。

2）**微絲蚴查找**：為絲蟲的原蟲，外周血塗片檢查是診斷的主要方法，陽性結果為診斷依據，陰性結果仍需多次復查。

3）**回歸熱螺旋體查找**：為回歸熱的病原體。

4）**弓形體查找**：弓形蟲病的病原體。

5）**立朵小體檢查**：為黑熱病的病原體，是鞭毛蟲的一種。

6）**還可找到淋球菌、新型隱球菌、梅毒螺旋體、白喉棒狀桿菌等病原體。**

🌱 2. 細菌培養

①尿液培養和測定

清潔的中段尿菌數如果超過 10 萬個 /ml，可以診斷為尿道感染。培養、分離尿道感染病原菌，做細菌鑒定和藥敏試驗，其結果可指導臨床用藥。

②血、骨髓、腦脊液、胸腔液、腹腔液等培養和測定

在嚴重敗血症或腦部感染時對血、骨髓、腦脊液，在胸膜炎、腹腔感染時對胸腔液、腹腔液做細菌培養、分離和藥敏試驗。如陽性則有診斷價值。

③陰道分泌物培養和測定

可以明確陰道炎的性質，如細菌性、病毒性、真菌性和非特異性。

🌱 3. 病毒性肝炎免疫測定

病毒性肝炎有七類，分別由相關病毒引起：甲型（HAV）、乙型（HBV）、丙型（BCV）、丁型（HDV）、戊型（HEV）、庚型（HGV）和輸血傳播病毒（TTV）。

①**各型病毒性肝炎抗原（Ag）的檢測**

Ag 陽性表明有該型病毒感染，但不一定發病。感染後不同型的肝炎病毒 Ag 出現的時間不盡相同，所以陰性也不能說沒有感染。

②**各型病毒性肝炎抗體（Ab）的檢測**

Ab 的陽性表明有過該型病毒感染，但 Ab 陽性持續時間長（有的終身），所以即便 Ab 陽性也不能肯定現時正在發病。

③**乙型病毒性肝炎的免疫檢測**

＋ 陽性　　－ 陰性

	表面抗原 HBsAg	e 抗原 HBeAg	核心抗體 抗 HBc	e 抗體 抗 HBe	表面抗體 抗 HBs
急性感染早期，病毒複製活躍	＋	＋	－	－	－
急性或慢性活動，病毒複製活躍	＋	＋	＋	－	－
急性或慢性，病毒複製減弱	＋	－	＋	－	－
病毒複製停止	＋	－	＋	＋	－
平靜期	－	－	＋	－	－
過去感染過或接種過疫苗	－	－	－	－	＋

4. 2019 冠狀病毒病病原體測定

1）病毒核酸檢測：樣本通過反轉錄過程，再進行 PCR 擴增，將病毒基因高效表達。樣本陽性表示存在病毒核酸，即確定有 2019 冠狀病毒病。檢測的特異性高，準確率 99.9%。已經開發出該病毒核酸檢測試劑盒，用於血液、痰液、咽拭、下呼吸道分泌物、糞便等標本。

2）病毒基因測序：呼吸道或血液標本作病毒基因測序，與新型冠狀病毒高度同源，也可確定感染。但測序方法較慢，價格也較昂貴。

5. 性病病原體測定

特異性病原體測定可以作為確診性傳播性疾病的主要依據。

①梅毒病原體測定

1）顯微鏡下測定或塗片染色：是早期診斷梅毒快速、可靠的方法；

2）梅毒血清學試驗：也是診斷的主要依據，特別對潛伏期的病人。

②愛滋病病原體測定

1）HIV-1 和 HIV-2 抗體的檢測：診斷的依據；

2）HBV 病毒載量檢測：早期診斷的依據；

3）p24 抗原檢測：輔助診斷依據；

4）HIV 分離培養：最精確診斷方法，但需一定量感染細胞才能培養。

③淋病病原體測定

1）直接塗片檢查：急性男病人陽性率高；女性或症狀輕者陽性率不高；

2）分離培養：為診斷的最主要依據。

④其他病原體測定

有非淋菌尿道炎、生殖器皰疹、尖銳濕疣、軟下疳等病原體等。

可以採用標本或塗片直接查找、血清學試驗或分離培養。

6. 毒物及其相關物質測定

1）血中一氧化碳血紅蛋白濃度（COHb）：急性一氧化碳（煤氣）中毒；

2）血膽鹼酯酶活力（ChE）：有機磷農藥和膽鹼酯酶抑制劑中毒；

3）高鐵血紅蛋白鑒定和尿亞硝酸鹽定性：急性亞硝酸鹽中毒；

4）血清乙醇濃度：急性酒精中毒；

5）血、尿、胃液中檢測毒物、毒品和藥物及它們的代謝產物：各毒物、毒品和藥物中毒；

6）蛇毒特異性抗原測定：傷口滲液、血清、腦脊液、尿液都可作為標本。

🌱 7. 自身抗體測定

診斷自身免疫性疾病的主要依據為自身抗體測定。有些自身免疫病可產生多種自身抗體，而同一種自身抗體可涉及幾種自身免疫病。下面介紹八類特異性較高的自身抗體測定，以及相關的自身免疫病。

1）抗胃壁細胞抗體（PCA）：慢性萎縮性胃炎、惡性貧血等；

2）抗甲狀腺球蛋白抗體（TGAb）和抗甲狀腺過氧化物酶抗體（TPOAb）：橋本氏甲狀腺炎等；

3）抗平滑肌抗體（ASMA）：自身免疫性肝炎、自身免疫性膽質性肝硬化、酒精性肝硬化等；

4）抗肝腎微粒體抗體（LKM）：自身免疫性肝炎、慢性丙型肝炎、丁型肝炎等；

5）抗心磷脂抗體（ACA）：系統性紅斑狼瘡、急性腦血管病、自發性流產、宮內死胎等；

6）抗乙醯膽鹼受體抗體（AchRA）：重症肌無力等；

7）抗核抗體（ANA）及其可提取性核抗原抗體譜：系統性紅斑狼瘡、系統性硬皮病、混合性結締組織病、乾燥綜合症等；

8）類風濕因子（RF）：類風濕性疾病等。

7-07 基因檢查
——並非萬能 應用有限

☆基因診斷（genetic diagnosis）利用 DNA 重組技術在分子水準上對人類的基因缺陷進行檢查，又稱 DNA 分析。基因檢查是診斷甚至預測一些遺傳病的主要依據。它並非萬能，因為 DNA 技術和對疾病基因組認識的不足，目前基因檢查還不能診斷和預測所有疾病包括所有遺傳性疾病。不過隨著分子生物學技術發展和普及，相信未來基因檢查將發展成為診斷許多疾病的有力證據。

1. 基因檢查的特點

與其他診斷手段相比，基因檢查具備不少長處：

1）**特異性高**：基因為原始致病因素，不同基因的城基序列各不同，分子生物學方法高度特異，可測出 DNA 片段的缺失、插入、重排，甚至單個城基突變；

2）**靈敏度大**：PCR 技術和基因探針使得基因或其片段高度擴增，具高靈敏度，待測標本只需極微量，目的基因只需皮克（Pg）水準已足夠；

3）**穩定性強**：核酸為基因的化學組成，比蛋白質穩定，長期保存後常能順利檢出。而且被檢基因不需要處於活性狀態；

4）**應用範圍廣**：不僅對某些疾病能作出確切診斷，也能確定與疾病相關的狀態，如對疾病的易感性、發病類型和階段、是否抗藥等。

2. 基因檢查的標本

任何有核細胞都可以作為標本，如下列：

1）外周血中白血球、口腔黏膜細胞；

2）唾液、痰液、尿液等體液中沉澱細胞；

3）羊水細胞、絨毛細胞等；

4）活檢組織。

3. 基因檢查的局限

對於需要檢查的基因首先必須弄清楚：染色體上定位、明確的結構、突變類型、DNA 多態標記、功能及其在疾病中作用等。很多基因檢測有兩個必要條件還不能完全達到：特異的 DNA 探針和基因組 DNA 認識。

必須懂得，目前基因檢查還不能應用於各類疾病。在遺傳密碼的研究中，有了某種疾病的記錄，才可以檢測到，其他沒有遺傳密碼記錄的疾病，是無法查出來的。

4. 基因檢查的目前應用

1）遺傳性疾病的基因檢查：遺傳病基因檢查取得的成績顯著，被廣泛應用於遺傳病的診斷中。目前臨床上可成功地檢測幾百種遺傳病，特別用於胎兒的產前基因診斷和對於攜帶致病基因者的預防性監測。針對一些有生育患兒風險夫婦的胎兒進行診斷，對明確診斷為某種疾病的胎兒可採取干預措施。對目前尚無治癒可能的疾病的胎兒可實施選擇性流產。

2）部分腫瘤的基因檢查：腫瘤的形成是遺傳因素與環境因素相互作用的結果。當癌基因活化，抑癌基因失活，以及其他基因異常不斷積累，導致腫瘤發生、發展。檢測癌基因、抑癌基因中發生的基因突變有助於腫瘤的早期診斷、分類、監測。如乳腺癌、卵巢癌、小細胞肺癌、大腸癌等。

3）疾病易感性的基因檢查：如對於白血球抗原（HLA）多態性進行分析，作疾病易感性判斷。

4）用於器官移植組織配型：基因檢查技術能分析和顯示基因型，更好地完成移植前的組織配型，提高器官移植（包括骨髓移植）的成功率。

7-08 病理學顯微檢查 ──微察細胞 獲取鐵證

☆顯微鏡是上世紀最偉大發明之一，醫學就此前進一大步：微察組織和細胞從生理到病理的形態、功能變化。病理學檢查問世，成為最傳統、卻最有力的診斷手段，被稱為醫生後面的醫生。對血液、體液、骨髓、臟器、組織和病變部位的塗片、穿刺、活檢和切片等，作一定處理，以病理形態學方法，用顯微鏡觀察，最後做出病因和病理結論，至今仍是確診疾病一錘定音的鐵證。

1. 採集病理標本

①採集外周血和骨髓

幾乎所有的血液疾病（包括各型白血病）以及其他一些疾病，臨床上作出診斷、瞭解病情、觀察療效，都離不開外周血和骨髓的形態學檢查。有時要穿刺收取骨髓，甚至活檢，這是診療需要，病人要理解。

②體液穿刺液

體內一些密閉的腔、管裏有不同的重要體液。生病時這些體液不僅增多，還會出現病變的細胞或特殊的細胞。用穿刺的方式把它們吸取出來，進行病理檢查，是診斷疾病的重要方式。

1）**腹腔穿刺**：腹水；

2）**心包穿刺**：心包液；

3）**腰椎穿刺**：腦脊液；

4）**胸腔穿刺**：胸腔積液；

5）**關節腔穿刺**：關節腔液。

③臟器組織穿刺和活檢

用化驗和其他檢查無法獲得診斷，一些實質性臟器不得不依靠病理檢查作確診。必須從體外對這些臟器進行穿刺和活檢，實屬無奈之舉，有時卻很必要。穿刺和活檢在超聲引導下進行，增高了陽性率。

1）腎臟穿刺和活檢；2）肝臟穿刺和活檢；3）脾臟穿刺和活檢；4）肺臟穿刺和活檢；5）乳腺穿刺和活檢；6）前列腺穿刺和活檢；7）淋巴結

穿刺和活檢。

④**病變組織活檢**

影像檢查發現某臟器內結節、腫塊或囊腫，但是難辨良性還是惡性。也不得不進行直接穿刺活檢，或在各種內鏡下活檢。

⑤**手術或內鏡後病理切片**

外科手術後或者內鏡手術以後，對於全部或部分切除的組織或病變部分，常規性作病理學檢查，包括標本大體到組織細胞的細微形態。病理學檢查報告是手術後繼工作中重要部分和最終結果。

有時（比如乳癌手術）在手術進行過程中，把取下的組織放到冷凍機裏面凍成硬塊，快速製成冰凍切片，用於即時的病理檢查，快速作出判斷，並指導下一步手術如何進行。

2. 處理病理標本

通過最簡單的塗片到特殊方式處理，使標本盡可能多顯示出疾病的資訊。

1）直接塗片；2）傳統染色；3）組化染色；4）細胞免疫標記。

3. 微察病理標本

多學科先進技術和現代化設備問世，推動病理學不斷發展，從標本中可以採集到的病理資訊越來越多，越來越精確。

病理形態學原來基本上是定性的，缺乏客觀的定量標準。現代的圖像分析技術彌補了這個缺陷。形態定量技術已從二維向三維空間發展。

1）脫落細胞鏡下形態學檢查；2）活體組織切片鏡下形態學檢查；3）免疫組織化學檢查；4）電子顯微鏡檢查；5）流式細胞儀檢查；6）圖像分析技術。

讀後提要

- 用以診斷的儀器設備和技術手段突飛猛進，特殊檢查在診病中重要性越來越突顯，不是以前只有輔助作用的小弟，可能為疾病診斷提供舉足輕重的證據。本部分介紹了臨床價值各異的七系列檢查。

- 在心、腦、肌肉等組織和器官所在部位體表測出電位變化，以心電圖、腦電圖、肌電圖等形式記錄，以協助疾病診斷和治療。

- 放射性檢查用於器官功能測定，還可對臟器或病變作顯像。

- 影像診斷體系顯示各器官和組織在正常或有病時形態、功能變化，受到青睞，是特檢中老大，但本質上是看影猜病，難定性診斷。

- 現代化內鏡深入體內無孔不入，鏡下準確直觀，必要時留下照片、錄影，還能活檢組織、生長物，為診病實地採集有力證據。

- 檢查細菌、病毒、寄生蟲、自身抗體和毒物等，如找到病原體、致病因子本身，即查到疾病源頭，採集到疾病直接證據。

- 基因檢查可診斷、預測有些遺傳病。但並非萬能，應用有限。

- 病理學顯微檢查對血液、體液、骨髓、臟器、組織和病變部位作塗片、穿刺、活檢和切片等，以病理形態學做出病因和病理結論，至今仍是確診疾病一錘定音的的鐵證，被稱為醫生後面的醫生。

Part 8

看病之路：
走上醫療的優質通道

主要內容

美國、香港、中國內地醫療體系各異，但常規看病通道相似。煩難狀況也相近。找醫院、診所、專科和專家，必須找對，對的才是好的。

認識醫療分科，把握普科、專科，確立初診選科的常規思路。初診常是大膽懷疑（普科），小心求證（專科），先大後小，縮小包圍圈，最終在細分的專科採取證據，達到確診。

覆診階段為慢性病人門診看病第二階段，指經過初診階段確定診斷後，慢性病進行治療和控制病情的長期過程。應對慢性病，關鍵在於堅持優質覆診持之以恆。

急診室為危急之地，急診的主要病患三類：意外傷害、突發急症、危重慢病。與門診不一樣，急診的常規處置中以保命居首。

傳染病和癌症是對人體策動外患和內亂的二大主敵。傳染科（感染病科）和腫瘤科常是門診各專科中人滿為患的重中之重。

傳染專科是一個專業性很強的特殊科室，不僅僅診斷和治療，必須從三大環節應對傳染病的猖狂進攻。

癌症被叫做大螃蟹病，好比橫行霸道的蟹。敢於吃螃蟹，善於制服癌症，不必硬打死拼。從癌症行兇套路中解讀應對癌症的攻略。

8-01 找對醫院看對病
——病況需要

☆找對醫院或診所，是看病之路的方向。美國、香港、中國內地醫療體系各異，但常規看病通道相似，煩難狀況也相近。找醫院、診所、學科和專家，是要找對的，對的才是好的。有三個主要因素需要考量：第一，把患者特定病況和可能出現的需要放在首位；第二，對有關醫院、專業、專家的特定專業能力作出瞭解和評估；第三，當然也要權衡服務品質和財務能力。

1. 美港中三地看病：醫療體制有異

①美國

政府計劃和各種商業醫療保險繁多，這裏介紹四種看病通道和方式。

1）費用昂貴的商業醫療保險：可自行挑選各地各處醫院、診所和醫生。

2）費用較低的商業醫療保險：只能到指定的醫院和診所，選擇規定範圍的醫生看病，大多必須先看家庭醫生，只有必要時家庭醫生才會讓你轉往指定的專科醫生就診。如果自找不在規定範圍的醫生看病，必須自費。

3）聯邦醫療照顧（Medicare）：政府為 65 歲以上長者和殘疾人提供的醫療保險。先看家庭醫生，必要時家庭醫生讓你轉往指定的專科醫生就診。如果自找醫生，自付一部分費用。因為 Medicare 看病的選醫自由度及免費部分越來越小，有的長者不得不再花錢加買商業保險。

4）聯邦醫療補助（Medicaid）：政府為低收入家庭設置，加入條件嚴格。

必須指出，美國大多數人看病屬於2）和3）兩種通道，而且要求先看指定診所的家庭醫生，必要時才能看專科醫生。如果要自找醫生，要自費。

只有1）中的少數富人有可能自找自選好醫院、好診所、好醫生。還有4）中的少數窮人也可以，但有限制和範圍。認為「在美國看病真好」的人，幾乎都來自佔美國人很少數的這二類人。

②香港

公營和私家二重體系，居民根據看病需要和財務能力進行選擇。

1）公營診所（普通科和專科）：醫生主要處理社區居民的輕症、常見病、慢性病。香港居民享受政府優惠政策，付低額的手續費，掛號、看病、

配藥，較方便。逐級轉診制度要求居民看病：先到社區公營診所作初步檢查，如不嚴重，醫生簡單開些有效藥品；如有必要，才由公營診所轉到上一級的醫院去就診。

2）**公營醫院**：公營診所同意轉診之後才可以去中等大小公營醫院，如果仍然解決不了，才可以轉到公營大醫院。手續費雖然低廉，但是預約就診需要擇日等待。因為人滿為患，等做特殊檢查的時間更長了。

3）**私家診所和醫院**：香港雙軌醫療另一個並行的體系是私家診所和醫院。數量很多，服務不錯，良莠不一。病人可以自找診所、醫院、醫生。不過與公營相比，就診、化驗、檢查。住院的收費昂貴多了。

公營還是私家？居民根據病情需要和財務能力進行選擇。

③中國內地

內地的醫療體系有二個特點。

1）**公營為主私營為輔，都可享受醫保**：中國內地醫療體系也是公營和私營，但公營遠多於和強於私營。中國居民的公費醫療自己要付較少的一定比例。政府對私營醫院、診所在收費上有限制。近年來多數私營醫院也接受醫保。

2）**醫療機構分三級，沒有逐級轉診制度**：儘管醫院分級明確，但是病人可以自選醫院和醫生，不必由下級醫院往上轉。病人越院越地看病，比比皆是。三級醫院收費略高一些，但是大排長隊，人滿為患。

從基層到大城市，醫療機構按其專業水準和功能分為三級。

1）**一級醫院**：社區、鄉鎮級別的基層醫院。主要為附近居民提供一般的醫療服務。管理地區流行病和傳染病的預防和管理工作。

2）**二級醫院**：縣級和小城市醫院、大城市的區醫院、工礦企業職工醫院、地方部隊醫院等。覆蓋人口多而廣，學科配置較全，醫生水準較高。

3）**三級醫院**：級別最高的醫院，承擔著治療、科研、教學任務，多種學科的綜合性醫院。多集中於大中城市。

🌱 2.美港中三地看病：常規通道雷同

對於病人來說，選診所和醫院為了看病。名氣、規模等並非主要考量。最對的診所和醫院便是最適合自己病況的。

為何看病，大致的病況自己有數：小病很輕還是大病較重？慢性遷延還是急性發作？疑難複雜、久診不明，還是簡單初診，開點藥，做個檢查？……

美港中三地的醫療體系不同。不過在公營還是私營，公費（醫保給付）還是自費，社區診所還是大型醫院等醫療結構上，看病的常規通道也基本雷同。

一般疾病（非危重或意外）的看病有三條路徑：懷疑或發現病症→找醫生檢查診斷→明確診斷後常規治療。其中第一步發現病症，在本冊 Part 4 和 5 中已作介紹。有了這些常識後，對於自己的病況應有一個初步判斷。

下面依次說一說找對診所醫院的三項考量因素。

3. 找對醫院診所之一：患者病況首要

①病況較輕診療簡單

如果病況屬於下列三種，可以選擇社區診所（美國的家庭醫生診所、香港的公營診所和中國的一級醫院），不必到百里千里之外擁擠的大醫院勞頓：

1）較輕的小傷小病、常見病；

2）一些診斷已明，病情穩定，需長期隨訪，包括開藥和化驗；

3）老人或行動不便的病人；

②病況中等診療不難

下列四種病況可以考慮去上一級診所和醫院（美國的專科醫生、香港的公營醫院和中國的二級醫院）：

1）在社區診所無法處理的疾病；

2）急性疾病和慢性病發作的就近救治；

3）部分疑難雜症需要深入檢查和診療。

③病況較重診療複雜

如下病況時，應選擇級別高的醫院，必要時自付較多費用：

1）較嚴重病症，病情重且複雜，為爭取時間，可首選級別高的醫院；

2）在下級診所和醫院查不出、診不了、治不好的疾患；

3）診療需某項特殊手段，但下級醫院沒有這樣的設備和技術能力；

4）診斷已明，治療上需要高技術手段。

🌱 4. 找對醫院診所之二：特定專業能力

選擇診所、醫院，要輕表面（級別、門面、名氣、規模、床位等），重內核，即解決自己特定病況的特定專業技術能力。由表及裏，通過瞭解，摸清其專業技術能力，能不能完成診療自己特定病況的目標。最終選定一個診所或醫院。應該懂得：找醫院、診所、專科和醫生，是要找對的，對的才是好的。

①醫院級別和特定專業能力

技術能力強的診所醫院，大致三類：該地區和城市領首的公立醫院；大學或醫學院的附屬醫院；口碑好、名氣大的醫院。

初步瞭解一下這家醫院的情況和能力，可以通過：上網搜索；打聽熟人，有去過該醫院的病人介紹更好；同行（醫護人員）評價。

但是要弄清該醫院和專科的特定專業能力，以及相關醫生的專業背景，是不是同你病況的需要接上軌，就需要花點時間，做做功課。

1）從該醫院網站：可以找到直接、正確的有關資訊。在就醫指導、重點專業、專家介紹、醫院新聞和科室動態等欄目中，可以看到醫生本人的專業專長；

　　＊ 本專科的先進地位和技術特長，以及醫生團隊的構成以及各人的專長；

　　＊ 描述的專業活動、學術動態、授獎表彰中可以瞭解更多專業資訊；

　　＊ 可以看到某醫生的專業專長，是不是與你病情的需要一致。

2）從醫學專業學術團體的會議報導、會刊資料：找到該醫院該專科的學術地位，該醫生擔任的相關職務和介紹。

3）從發表的專業論文或科普文章：瞭解該醫生的專業學識和水準。

4）從百度、facebook：如果是名家、專家，也能搜索到相關資訊和介紹。

②綜合醫院的專業性和專科醫院

級別高的綜合醫院好，但最多只有二、三個專科是強項。為應對特定病況，並非每個綜合性好醫院都適合你。選的是醫院中你病況需要的強項專科。

專科醫院指在某個比較單一專業領域綜合實力比較強的醫院。如傳染病醫院、腫瘤醫院、口腔醫院、婦產科醫院、兒童醫院、精神病醫院等。

專科醫院的好處是病人集聚，複雜病例見得多，診療經驗豐富；對專業研究多，技術設備齊全，能為該類疾病的患者提供更合適的治療方法。

相對於綜合醫院來說，專科醫院的科室設置比較單純，如果病情複雜，涉及多專業會診或合作，就會力不從心。

所以如果在綜合性醫院中有一個適合你特定病況所需的強項專業，一般不選擇相關的專業醫院。

③有特定專業能力的專家

請見本冊「3-02 醫生的選擇」。

🌱 5. 找對醫院診所之三：權衡服務收費

公立醫院病人多、等待久、服務差，但是收費低。私家醫院（或醫保不付單的自選醫院）病人少、等待短、服務好，但是收費高。這些狀況三地相似。

為了市場競爭，私家醫院、診所更善於宣傳和廣告。在服務上為病人提供種種方便和尊重也是他們的特色，對於看好病也是一個不容忽略的重要因素。如果魚和熊掌不可兼得，在選擇時還是應當把特定專業能力放在首要條件，而不是服務品質。

在特定專業能力相近的前提下，選擇公立醫院還是私家醫院，只能根據你的財務狀況和對於服務品質的需求，作一個權衡。

在政府較為嚴格的監控之下，中國內地醫院各項收費與美國和香港相比，有明顯的低價優勢，特別不少化驗和檢查的價格低很多。吸引一些境外人士去中國內地體檢和看病。

8-02 把握初診確診病——普科專科

☆如果病症的專業性局限且明顯，選對醫院時常可直接落實某特定專科。但有時並非如此，或自己難判辨。初診常是大膽懷疑（普科），小心求證（專科），先大後小，縮小包圍圈，最終獲取證據，達到確診。認識醫療分科，把握普科專科，確立初診選科的常規思路。初診必須定下目標，有時不得不做第二選擇。多學科會診是疑難初診的最佳選擇，一定要善加使用。

🌱 1.門診分科的從粗到細

「我應該看哪個科啊？」走進門診大廳，有此疑問者不在少數。一位朋友去某醫院看病，只知道應看內科。到了掛號室，除普內科之外居然還有近十個可掛號的內科所屬的專科，頓時傻眼，即電話求助我。

幾十年來門診的分科，在早期有其二個歷史進程。

1）最初僅十來個分科

* 以疾病急慢和用不用手術治療粗分：內科（Medicine）、外科（Surgery）和急診科(Emergency)；
* 以治療人群特殊性分為婦產科（Gynaecology and Obstetrics）、兒科（Pediatrics）；
* 以疾病特殊部位分為：耳鼻咽喉科（E.N.T.）、眼科（Ophthalmology）、牙科（Dentistry）、皮膚科（Dermatology）等；
* 以治療手段不同分為：中醫科（Traditional Chinese Medicine）、理療科（physiotherapy）、康復科（Rehabilitation）等。

2）內外科按系統粗分

* 內科太大，按人體系統或器官再分為：消化科（Gastroenterology）、呼吸內科或肺科（Pulmonology）、心血管科或心內科（Cardiology）、腎臟科或腎內科（Nephrology）、血液科（Hematology）、神經科或神經內科（Neurology）、內分泌科（Endocrinology）等；
* 外科則按手術所在的系統和部位再分為：腹部外科或普外科（Abdominal Surgery）、胸外科（Thoracic Surgery）、心臟外科（Cardiac

Surgery）、血管外科（Vascular Surgery）、泌尿外科（Urology）、神經外科或腦外科（Neurosurgery）、骨科（Orthopaedics）、整形外科（Plastic Surgery）等。

近年來隨著醫療發展，門診分科越來越細。

1）以單個症狀或一組症狀細分：如頭痛門診、失眠門診、腹瀉門診、發熱門診、不孕門診、不育門診、出生缺陷中心、脫髮門診等。

2）以一組疾病或單一疾病細分：

＊ 如感染病科、免疫風濕科、腫瘤科、心理科、肝病科等；

＊ 如呼吸內科細分出：哮喘病專科、結核科、睡眠呼吸障礙專病門診等；

＊ 如普外科細分出：肝膽外科、肛腸外科、甲狀腺外科、乳腺外科等；

＊ 如骨科細分出：關節外科、脊柱外科、手外科等；

＊ 如眼科細分出：青光眼門診、白內障門診、視網膜疾病科等；

＊ 如婦產科細分出：宮頸疾病門診、產科、新生兒科等；

＊ 如口腔科細分出：牙科、牙周病科、口腔頜面外科、口腔種植科等。

2.門診分科的形粗實細

長期以來臨床醫療、門診科室的細分，卻又出現由細返粗的趨向：

1）普內科、普外科和急診科：作為三大普科始終存在，繼續發揮重要功能；

2）老年科或老年病科（Geriatrics Department）：老齡化社會來臨，應對老年人特點，處理老年人多種常見病、多發病和老年病，以及多病共存問題，而進行全面診療。現在成為老年人看病的窗口，為老年人看病起到篩查和分診的作用。把它當作老年人的普內科比較合適。

3）全科或全科醫學科（General Practice）：名稱上易誤為各科通吃、無所不包的綜合門診。它整合臨床醫學、預防醫學、康復醫學以及人文於一體，負責健康時期、疾病早期以及經專科診療後無法治癒的各種病患的長期照顧。全科醫生與其他醫生的責任不同，以家庭醫生工作為主體。

據上介紹，老年科和全科的發展，表面上涵蓋範圍大、功能廣、分科大而粗。實際上從它們應對老年病人和行使家庭醫生功能來說，也是一種細化。

3. 普科專科的長處短處

以往分科粗，長處是：把人體作為一個整體，有大局觀、整體性；短處是：多考慮共性，對個性顧及不足，醫療資源分散，技術難以提升。

醫學發展走向微觀細化，分科越來越細是必然的結果。現在分科細，長處是：診療更專業、更有個性化、更具針對性；短處是：技術過於精細，會對其他疾病產生盲區，看病容易先入為主、一病障目，同時患有多種疾病的人，會面臨要去幾個專科的現實難處。

年輕時老師教導：先做一個好的普科（大內科，大外科）醫生，才能做好一個專科醫生，看重普科是醫療工作的開始和根基。筆者曾擔任醫院大內科負責人多年，深深明瞭普科對於全醫院醫療工作和病人多科診療中的非凡作用。同破案一樣，病症和先兆開頭不清楚為某系統某疾病，始於大範圍粗線條，縮小包圍圈，最終在細微專業點獲取證據，達到確診。沒有普科，專科如無本之木。

美國、香港、中國內地在醫學生教學中，實習醫生大半時間花在普科（內、外、急等）。在醫生執業中，青年醫生也不分專科。

4. 初診選科的常規思路

病人必須適應門診的細分科，特別在初診時（發現病症有疑點，為明確診斷而就診）需要建立三個常規思路。

1）**先普後專**：如果對於自己身體的不適和可能的病症、病徵，不甚清楚，無法確定問題出在某系統、器官時，大處入手，先看普科（普內、普外、婦產科、兒科、急診等），後根據普科檢查結果與醫生意見再去某專科。

2）**症徵對科**：初診前懂得一些必要的疾病常識，大大有利於應對普科專科的選擇。本冊中病症之術（Part 4）和病徵之術（Part 5）便是其中精華。用症、徵的常識，對比自己身體的不適和問題，大多可找到對口的細分專科。

3）**善用分科**：運用學會的知識，善用細分的門診各科，獲取優質醫療。上述現在大醫院門診細分的二個方向，可以按需利用。

　　＊ 以單個症狀或一組症狀細分和以一種病症為中心各專科合作處理：對於疑難雜症，對於診斷不明的病人有益有效。

　　＊ 以一組疾病或單一疾病細分：對於已作診斷，但還有懷疑，想繼續明確，或者診斷後治療卻不理想或難以治療的病人比較合適。

5. 疑難初診的最佳選擇：多學科會診

多學科會診（multi-disciplinary treatment，MDT）是由多專科的資深專家以共同合作方式，為患者制定個性化診療方案。打破學科間壁壘，實現各科資源和優勢最大化整合，提高診治品質，從根本上降低醫療費用。尤其適用於腫瘤、腎衰、急性心腦血管疾病等疑難複雜而有危重的疾病的的診療。

MDT 為現代國際醫療廣為推崇的先進診療模式，開始成為醫院體系的重要組成。在歐美和中國，由國家強制推行，不少大型醫院打破以治療手段分科的舊機制，建立起以病種為單位的一站式多學科診治中心。如胸痛診療中心、卒中診療中心、肝癌綜合門診、乳腺癌 MDT、頭頸腫瘤 MDT、肺癌 MDT 等，方興未艾。

MDT 多學科會診為患者開通高效、便捷的綠色通道，解決了患者初診看病時不知到什麼科，到科後確診難，確診後轉科轉診難。對於疑難初診而又危重的病人，如有相對應的 MDT，一定要善加使用。

6. 初診目標的客觀評估

初診是看病路第一程，病人和家人不單單做被動的受者，而按囑行事，無所作為。要積極、主動地配合初診的進行，必要時予以修正。

1）**初診找準了對口專科**：初診並不是看一次病，有時甚至不在一個科。看病中要根據資訊的增多，縮小的包圍圈，調整看病的專科，對口是前提。

2）**初診做過了對路檢查**：根據在本冊病證之術（Part 6 和 7）中學到的知識，可以初步判斷該專科醫生開的化驗和特檢是不是對路，即合理、合適和必需、必要，以及在明確疾病診斷上有價值。

3）初診獲得了可信診斷：同樣依據這些知識，通過查體、化驗和檢查的結果，權衡初診所作出的診斷的大致的明確度和可信性。

4）初診提供了治療方案：在可信的初診診斷後，是不是提供了某個或可供選擇的幾個治療方案。

🌱 7. 初診的第二選擇

特別在可能患有疑難或較重病症時，並在初診中已經獲得診斷和治療意見（即第一醫療意見），如果有疑惑（即上述客觀評估不滿意），可以作出第二選擇，尋求第二意見又稱第二醫療意見（Medical Second Opinion）。方法是在更高的級別和更大的範圍內諮詢其他高級醫療機構，再提供關於該病症的專業醫療建議。或者病人和家人前往，開始第二選擇初診的進程。

在開始進行恰當的療程或手術前，第二醫療意見其實是初診醫生（一般不在較高級別的醫院）願意採取的一項步驟，可以從一個不同的角度來觀察疾病，也是對寶貴的生命應有的責任。在確診較重的病症後，患者與家人面臨作出醫療決定，尋求第二醫療意見有時也是患者的客觀需要。

8-03 優質覆診控慢病——堅持不懈

☆病程超三個月被定為慢性病，即慢病。常見多發疾病中大多為慢性病，它還包括腫瘤、老年病和部分傳染病。慢病之所以成為頭號殺手是因為有一套隱毒的進攻招式。覆診階段為看病第二階段，指經過初診階段確定診斷後，慢病進行治療、控制病情的長期過程。針對其四大特點一一應對，兵來將擋，關鍵在於堅持不懈、持之以恆的優質覆診。

1. 慢病危害極大：頭號殺手

大部分常見、多發的疾病為慢性病。其中僅心腦血管病、癌症和慢性呼吸系統疾病就佔人類病死總數八成以上，十分驚人！有關慢病中的腫瘤將在下面 8-05 中單獨介紹。慢性病的危害主要為造成腦、心、肺、腎等重要臟器的損害，易造成傷殘，影響勞動能力和生活品質，而且醫療費用十分昂貴。

收集中國近 14 億人口中十大慢病（不包括腫瘤）的發病資料，足以引起重視。

1）**高血壓**：估計患者突破 3 億，其中 1.3 億還不知道自己患高血壓。

2）**糖尿病**：成人二型糖尿病發病率已達 10.4%，即患者 1.3 億以上。

3）**慢性腎病**：慢性腎病患者人數估計約 1.2 億。

4）**慢性肝病**：發病率很高，現有病人不少於 1 億。

5）**痛風**：發病病人高達 8,000 萬，而且發病率逐年上升。

6）**慢性阻塞性肺病**：現有病人 3,800 萬。

7）**冠心病**：現有病人 1,200 萬。

8）**支氣管哮喘**：約有病人 1,000 萬以上，患病率兒童高於成人三倍。

9）**類風濕性關節炎**：現有 500 萬名患者。

10）**風濕性心臟病**：現有病人 250 萬。

🌱 2. 慢病進攻招式：四招隱毒

①多危險慢慢疊積

慢性病疾病種類繁多，引發疾病的病因也複雜，還與體內外許許多多危險因素密切相關，見《知益壽真相》中「2-03 祛邪」和「2-04 扶正」。

慢性病的病因（包括危險因素在內）及其作用，有三重複雜性：

1）難有單一的病因；

2）難確定某一個病因和危險因素對某一個病有直接的明確的作用；

3）不同的慢性病的病因和危險因素卻又相同、相似或相近。

不過，有一個特點簡單明確：在各類慢病進程中，病因和危險因素以十幾年、幾十年的時間，慢慢疊積，從量變到質變。千里之堤，潰於蟻穴。最終導致了細胞、組織明顯的病理變化，進而構成系統、器官的嚴重傷害。

慢病的發展和惡化雖慢卻險：因慢，有步步發展和加重機會；因慢，危害常在不知不覺中進行；因慢，會導致輕忽，失去預防和治療好時機。

②各病症相輔相成

同一類或不同類慢病之間，相互影響，以至相生相成，比比皆是。

1）同一病理改變在不同部位造成不同表現：如動脈粥樣硬化在腦血管可能引起中風，在心臟血管可能導致冠心病、心肌梗塞。

2）有些慢性病時常成為難兄難弟一起出現：如糖尿病與脂肪肝，比如冠心病與膽結石。

3）這種慢性病發展成為那種慢性病：如大腸多發性息肉長期不癒，可能會成為大腸癌。

4）慢性病慢慢惡化出現併發症（或視為另一種慢性病）：如原發性高血壓惡化後，可能併發高血壓腎病、高血壓腦病等。

③併發症難以逆轉

慢性病的病因和危險因素沒有完全阻斷，繼續作用，慢性病沒有好好控制，繼續惡化，導致另外細胞和組織發生病理變化，最終在其他部位和器官出現併發症。併發症是慢性病發展中的質變過程。儘管耗時十多年、幾十年，但一旦發生，難以逆轉。治療手段只能緩解病症，而無法改變併發症一系列病理變化。

併發症是慢性病的危重信號，有人把它說成慢性病的喪鐘。比如糖尿病

在發生併發症前，治療上難度不大，對壽命的影響也有限。但是出現併發症後，病況直下，治療困難，危及生命。

④老年病火上澆油

衰老為伴隨生命進程後期的一種必然現象。細胞、組織的結構退化，進一步導致機體代謝紊亂以及器官功能障礙。

衰老（越老越嚴重）和慢性病（越老越惡化）是打擊人體的二個拳頭，無可躲避，只能挨打。二者相輔相成，雙管齊下，對人體組成致命合擊。

慢性病與衰老有相近相似的病理過程。衰老可以看作慢性病的一個重要的危險因素，衰老加重加快了慢性病的惡化進程，對於慢性病無疑是火上澆油。老年病基本上也是老年人患的慢性病。

3. 應對慢病策略：以招還招

①多危險慢慢疊積→各方位長期應對

慢性病慢慢發生，慢慢發展，又慢慢加重，全部過程長達十幾年，甚至幾十年。認真應對，環環阻斷，慢病可以緩步慢行，為生命爭取了長度和寬度。

所謂多方位應對，就是在本冊「2-01 醫療的過程」中談及的三級預防的理念。為了使得醫療成效提升，多方位應對慢性病。不間斷消除、控制危害健康的危險因素及引起疾病的致病因素，阻斷多危險繼續疊積，對於已診斷該病人群仍然有效。警惕並積極治療慢性病本身，也是阻斷其惡化的有效手段。

②各病症相輔相成→多關注四高防治

高血壓、高血糖、高血脂和高尿酸所導致的細胞和組織一系列病理變化，往往成許多慢性病相似的病理基礎，如糖尿病、高血壓病、冠心病、痛風等慢性病，而這些疾病又可能進一步惡化成腦血管病、心肌梗塞等一些嚴重的疾病。

四高是慢性病相生相成的重要環節。在應對已經診斷明確的慢性病的同時，嚴格防範四高的發生，一旦發生便積極、謹慎地治療，儘快儘早予以控制，是阻止慢性病發生和惡性發展的重要一環。

③併發症難以逆轉→要避免併發症

慢性病不可怕，併發症才可恨。認真治療和真正控制慢性病，要比發生併發症之後疲於應對，容易多了。慢性病不加重或不惡化，是推遲或避免相關併發症發生的必由之路。對於下列幾種常見慢性病的併發症，高度警惕。

1）**糖尿病的併發症**：糖尿病性腎病、糖尿病性心臟病、四肢血管阻塞、視網膜病變、糖尿病外周神經病變等；

2）**慢性肝病的併發症**：肝硬化、腹水、食道靜脈破裂出血、肝昏迷、肝癌；

3）**慢性阻塞性肺病的併發症**：肺氣腫、肺源性心臟病、右心衰竭；

4）**支氣管哮喘的併發症**：慢性阻塞性肺病、肺源性心臟病；

5）**冠心病的併發症**：二尖瓣脫垂、心房顫動、心律失常、心力衰竭；

6）**慢性腎病的併發症**：腎性高血壓、腎功能不全、尿毒症；

7）**風濕性心臟病的併發症**：肺部感染、心房顫動、腦栓塞、心力衰竭、心律失常。

④老年病火上澆油→須警惕危重症

老年慢性病惡化到一定程度，幾個重要的器官、系統（心、腦、腎、肝、肺、血管、內分泌等）發生功能衰竭達到二處或以上，而且相互拖累。於是，危急重症發生，生命危在旦夕。所以當慢性病發展到嚴重程度時，務必防範危急重症的發作，做好自救、他救的預案準備，認真應對生命的保衛戰。

瞭解一些慢性病可能發生的危急重症：

1）**冠心病**：急性冠狀動脈綜合症和心肌梗塞；

2）**各種心臟病**：心力衰竭、危重型心律失常、心源性休克；

3）**糖尿病**：低血糖休克、代謝性酸中毒；

4）**高血壓**：高血壓腦病、高血壓危象、腦出血；

5）**慢性肝病**：肝功能衰竭、肝昏迷；

6）**肝硬化**：急性上消化道出血；

7）**慢性阻塞性肺病**：心力衰竭、呼吸衰竭；

8）**慢性腎病**：腎功能衰竭。

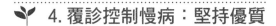 **4. 覆診控制慢病：堅持優質**

看病的第二階段，即對於已經診斷的慢性病的覆診。堅持不懈，不是找個醫生開點藥吃吃那麼簡單。如何提升覆診的看病品質？責任不僅是醫生。病人應做些什麼，能夠在覆診時求索優質醫療？有「四個一」的建議，供參考。

能不能在堅持不懈的覆診中達到優質，關乎於你慢病能否控制，關乎於你看病保命的目標能否完成，關乎於你生命的長度和寬度能否達到！

①一個觀念──以我為主

漫長的覆診時期中自我管理是中心。居地可能換，醫院可能換，醫生可能換，患慢病的你自己不可能換。

慢病危險因素、致病因素的疊積多源於生活習慣、方式和環境，必須從日常生活點滴中做起。舍你還有誰能管控？

慢病過程中與病長相守的正是你自己，病症表現、病情變化（好轉或惡化）、治療效果、自我感覺……，只有你自己最直觀，最知曉、最明白。

慢病與靈性、心緒、認知等精神因素密切相關，也是治療上重要一環，主角當然是你……

②一份執著──知識更新

醫療專業技術日新月異，在慢病覆診長長時期中，醫院、專科和醫生對於這種慢性病的檢查手段和治療方法也在不斷進步。通過學習，不斷更新頭腦中有關這種慢性病的知識，瞭解各醫院各專科相關進展，定能助力慢病覆診。

③一份記錄──慢病檔案

醫生寫覆診病歷常常最簡單，有時只有二個字：同上。慢性病人學會自己寫慢病病歷（慢病記錄和檔案）十分必要。

懂得病症、病徵，學會觀察慢性病的一些常規指標（如血壓、血糖等）並不困難。每天一次或數次記錄下來，成為病情的動態觀察，有實際價值：

1）動態變化中評估病情穩定還是惡化；

2）評估治療藥物的效果；

3）作為治療方案或者藥物劑量調整的依據。

覆診時把動態記錄交給醫生，成為隨訪觀察的第一手依據和覆診病歷

有意義的補充。也推動覆診醫生對你病情觀察的重視。把覆診品質提升一個台階。

④一位老醫——亦師亦友

慢性病人長期覆診，看病時通過多方觀察，選定同一位合適的醫生，久病成師成友。這樣的老醫生感情融洽，相互溝通容易，施教一些應對常識。這樣的老醫生熟悉慢病病情，通過一以貫之的觀察，容易發現慢病的細微變化，以及潛在的併發症。這樣的老醫生不會重複檢查，熟悉用藥狀況。

做好四個一，堅持不懈控制慢性病的惡化，持之以恆保持覆診的優質。

8-04 及時急診救危病
——保命為首

☆急診室為危急之地：危指危險，如氣道嗆噎、嚴重創傷等，時時有生命危險；急指急救，如急性心梗、腦卒中等，爭分奪秒急救有反盤機會。急診的主要病患三方面：意外傷害、突發急症、危重慢病。與門診不一樣，急診的常規處置中保命居首。急性心腦血管病時把握寶貴的黃金時間，意外傷害時現場及時自救他救，都是保命之道。

1. 急診的主要病患

①意外傷害

因為自己不慎而導致意外（不慎傷害），如嗆噎、眼內異物、割破、燙傷、凍傷、老人跌倒、觸電、中暑、吸入中毒（一氧化碳中毒）、食入中毒等。

或因為災難而發生意外（災難傷害），如車禍、火災、溺水、洪澇、地震、海嘯、狗咬、毒蛇咬、電梯事故、恐怖襲擊等。

意外有三大特點：傷害重危、發展驟急、瞬間劇變。不過，意外傷害大多原因單一、容易判別、可能挽回，也為自救和他救，搶回生命預留了條件和機會。

②突發急症

重症急病如肺栓塞、氣胸、陣發性心動過速、急性心肌梗塞、休克、急性胰腺炎、急性上消化道出血、急腹痛、胃穿孔、尿瀦留等。

與意外傷害不同，急病的原因常常不明，在急救同時必須快速明確診斷，在未明病因時往往無法對因治療，急救效果不明。

③危重慢病

危重慢病指一些長期慢性病的急性發作、併發症或晚期器官功能衰竭，如肺源性心臟病心力衰竭、消化道出血引起缺血性休克、慢性肝炎導致肝昏迷、糖尿病低血糖休克、高血壓腦病、高血壓危像、高血壓腦出血、癲癇大發作、冠心病引起急性心律失常、甲狀腺功能亢進症危像等。

危重慢病難處在於晚期多臟器功能低下，搶救不易，病情反復。不過有長期慢性病的病史，診斷和判斷病情比較清楚。

🌱 2. 救護的緊急呼叫

1）美國： 911 為 24 小時緊急求救電話。

救護車的費用較高，由保險公司、病人、地方政府三方支付，病人支付部分多在 100 美元內，各州不同。有時車上使用過的物品也要收費。無論病人是否有醫療保險或是否有能力支付救護費用，救護車不會拒絕緊急服務。

2）香港： 999 為 24 小時緊急求救電話。

救護車被稱為白車，香港市民可免費使用此服務。雖然報警和救護合在一個系統，但是反應很快，高效快速。

3）中國內地： 112 為 24 小時緊急求救電話。

收一定費用，但有限定價格，總體不高。救護車起步費 10 元（3 公里內），3 公里以外 2 元 / 公里。

呼叫緊急求救電話時注意下列事情：

1）提供病人所在地址，正確、明白；

2）扼要說明病人主要病情，特別說清危重之處；

3）提供呼救者的姓名及電話號碼，保持線路通暢，以便聯繫。

🌱 3. 病人的緩急分級

與門診不同，急診病人不是先到先得，按號排序。而是按照病情的嚴重程度決定病人就診及處置的優先次序。急診為有限資源，應該用於搶救病人。三地各處都出現不少非急診病人到急診就診，造成急診不急。為防急診醫療資源被佔用和浪費，三地急診室實際上都或明或暗，把就診病人大致分為下列四類處理。

1）瀕危病人： 生命體徵（見本冊「5-02 五大生命體徵」）出現異常，隨時危及生命，需立即採取挽救生命的干預措施。比如氣管插管病人，比如無呼吸或無脈搏病人，比如急性意識障礙病人，比如命在旦夕的意外傷害病人等。

這類病人應立即送入急診搶救室，專人即時進行緊急搶救。

2）危重病人： 來診時呼吸、循環狀況尚穩定，但其症狀的嚴重和進展的程度需引起足夠重視，有可能危及生命。

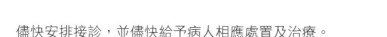

儘快安排接診，並儘快給予病人相應處置及治療。

3）**一般急症病人**：目前沒有在短時間內危及生命或嚴重致殘的徵象。病情進展為嚴重疾病和出現嚴重併發症的可能性很低。

在一定的時間段內安排病人就診，需要急診處理緩解病人症狀。

4）**非急症病人**：目前無急性發病症狀，很少不適主訴。候診時間漫長。

急診室雖 24 小時開放，但非醫院常規上班時間，人力和資源使用上弱一些。夜間看急診，上述後二類病人候診和處理肯定會慢一些。

所有病人在處理和候診過程中出現生命體徵異常，病情分級上調。如生命體徵異常持續，沒有好轉，按瀕危病人急救。

4. 急救的常規處置

對於上述瀕危病人和危重病人，急診室在搶救和即時緊急處理的措施有別於門診和普通病房的常規診療順序，把原來的診斷→治療的模式改為急救→診斷的模式，把原來的對因治療→對症治療的模式變為對症治療→對因治療的模式。

1）**保命措施為首，觀察生命體徵**：密切監視生命體徵各指標，恢復呼吸和心跳，以及止血、救治休克（低血壓）……，保存生命為先。

2）**對症處理其次，同時採集病因證據**：針對出現的症狀和狀況，採取相應措施，減輕病症，防止傷勢惡化，如補液，糾正酸城平衡，處理傷口、固定骨部。

3）**祛因治療第三**：一時難明確診斷，或一時無法查清病因，不得不等待。必要時採取維持、保守、中性的治療方法，也是迫不得已的辦法。

5. 保命的黃金時間

保命黃金時間為發病後快速搶救，有望成功的有效時間。所謂黃金六分鐘指心肺復蘇。當然並非危重病都如此，只是強調現場搶救和快速送診的重要性。如果錯過了急診搶救的黃金時間，將面臨越後越差，甚至失去生命。據時間短長，列舉下列危重病搶救的黃金時間，供參考。

1）**心臟驟停**：4 ～ 6 分鐘，4 分鐘內進行心肺復蘇，救治成功率可達

50%。

2）嚴重創傷：傷後 1 小時內得到有效救治，死亡率可控制在 10% 以下。

3）急性心梗：黃金搶救時間 2 小時，如果在 1 個小時之內開通堵塞的動脈血管，死亡率只有 3.5%，超過 2 小時則上升到 5.6%，超過 4 個小時，則死亡率上升到 10.3%。

4）急性腦卒中（中風）：黃金搶救時間 4.5 小時，缺血性腦卒中若能在發病後 4.5 小時內及時接受溶栓治療，則可顯著降低殘疾的風險。

5）四肢動脈大出血：採取緊急紮帶止血後，必須在 4～5 小時內進行醫療處理，否則肢體可能不保。止血帶至少每小時要放鬆幾分鐘。

在中國內地一些城市，近年來設立了不少「胸痛」（急性心梗為主要對象）和「卒中」（腦出血和腦梗塞為主要對象）的急診多專科綜合救治中心，開啟了此類病人快速綠色通道，爭取救治的黃金時間。已為很多病人挽回寶貴生命。

對生死線上的患者、傷者來説，黃金搶救時間很短，這時第一目擊者的作用往往比趕來救護車上醫生和急診室醫生更加關鍵。懂得有關醫療常識，學習相關搶救知識和技能，利己也助人。

🌱 6. 保命的自救他救（意外傷害）

當意外發生時，不僅求救和等待，更應在掌握準確的急救知識和技術的情況下，在最緊急的時候挽救自己或他人的生命。

意外帶來傷害重危、驟急、劇變。或一刀一擊危及要害，或水火無情可能送命，而最危重的情況莫過於心跳驟停。意外突然發生，進展驟急，往往在送醫急診前需要自己或他人作出緊急處置，需要現場緊急搶救，爭分奪秒，時間是金，如嗆噎、觸電、溺水、一氧化碳中毒等。

不過，意外傷害與其他急診不同，大多原因單一，不慎和災難的原因明確。給即刻的初步判斷帶來方便，也有利於儘快開始搶救。而且祛除病因和及時急救後，可能挽回的機會也很大。

所以，不能單單寄希望於急診室。有時現場的自救和他救，往往是力挽狂瀾，搶回生命的關鍵。

8-05　腫瘤專科抗內病 ——吃蟹控癌

　　☆腫瘤科已經成為專科的重中之重，看病之路常繞不開腫瘤專科。各種疾病予人以外患內憂，腫瘤當為內病之首惡，癌症和傳染病各居人體內、外二大主敵。癌症也被叫做大螃蟹病，好比橫行霸道的蟹。敢於吃螃蟹，善於制服癌症，不必硬打死拼。從癌症行兇的套路，解讀應對癌症的功略：越早越好的控癌時機，人癌共存的控癌目標，多管齊下的控癌方法。

1. 癌症腫瘤：大螃蟹病

　　西元前 400 多年號稱西醫之父的希臘醫生希波克拉底發現有種惡性疾病，病變周圍伸出多條血管，像螃蟹的腿一樣，於是用希臘詞螃蟹（caricinos）來稱呼。後來癌症的英文詞（cancer）來源於此。所以癌症也被叫做大螃蟹病。

　　腫瘤（tumour）是指機體在各種因素作用下，局部細胞增生形成的新生物（neogrowth）。根據新生物細胞特性及對機體的危害性，將腫瘤分為良性腫瘤和惡性腫瘤兩大類。惡性腫瘤可分為癌和肉瘤，癌是指來源於上皮組織的惡性腫瘤。也就是説，腫瘤有惡性、良性之分，但是癌症肯定屬於惡性腫瘤。

　　歷史記載，癌已經陪伴人類數千年之久。癌幾乎橫行於人體每一部位。目前採用的所有醫學手段，還不能根本解決問題，離「消滅癌症」尚有距離。癌症之痛就像手指被蟹鉗夾住一般。

2. 癌症如蟹：橫行霸道

　　癌症本質是自身細胞分裂、基因和免疫系統出了問題，導致的內源性惡性疾病。疾病予人以外患內憂，腫瘤當為內病中首惡。

　　癌症如螃蟹，橫行於全球，有過之而無不及。下面收集癌症發病率和死亡率一些資料，從中一瞥各癌症之危害。

　　1）全球發病率最高的前十大癌症排名：肺癌、結直腸癌、乳腺癌、非

黑素瘤性皮膚癌、前列腺癌、胃癌、肝癌、宮頸癌、白血病、淋巴瘤。

2）全球死亡率最高的前十大癌症排名：肺癌、結直腸癌、胃癌、肝癌、乳腺癌、胰腺癌、食道癌、前列腺癌、宮頸癌、淋巴瘤。

肺癌是男性頭號殺手，乳腺癌則是女性頭號殺手。

3）中國發病率最高的前十大癌症排名：肺癌、乳腺癌、胃癌、結直腸癌、肝癌，食道癌、甲狀腺癌、宮頸癌、腦癌和胰腺癌。

其中男性排名：肺癌、胃癌、肝癌、結直腸癌、食道癌、前列腺癌、膀胱癌、胰腺癌、腦癌、淋巴瘤。

其中女性排名：乳腺癌、肺癌、結直腸癌、甲狀腺癌、胃癌、宮頸癌、肝癌、食道癌、子宮癌、腦癌。

4）中國死亡率最高的前十大癌症：肺癌、乳腺癌、胃癌、結直腸癌、肝癌、食道癌、甲狀腺癌、宮頸癌、腦癌、胰腺癌。

其中男性排名：肺癌、肝癌、胃癌、食道癌、結直腸癌，胰腺癌、腦癌、白血病、前列腺癌、淋巴瘤。

其中女性排名：肺癌、胃癌、肝癌、結直腸癌、乳腺癌、食道癌、胰腺癌、宮頸癌、腦癌、卵巢癌。

5）2018 年全球新增癌症：年內新發病 1,810 萬例，年內死亡 960 萬例。

6）2018 年中國新增癌症：年內新發病 380 萬例，年內死亡 230 萬例。也就是説，平均每天有超過 1 萬人確診癌症，平均每分鐘有 7 個人得癌症；平均每天有 6,000 多人死於癌症，平均每分鐘有將近 5 人死於癌症。

另外，根據大數據估算，全球範圍內，男性一生中（0 ～ 79 歲）患癌症的機率是三分之一，女性為四分之一。資料和數據勾劃出大螃蟹的橫行霸道。

🌱 3.腫瘤專科：敢吃螃蟹

約 4,000 多年前大禹治水，有種稱為夾人蟲的爬行動物破壞防水土壩。大禹的部下巴解出了主意：在土壩邊上掘圍溝，灌入沸水，夾人蟲爬來就被燙死，變成紅色。巴解好奇，把甲殼掰開，香氣撲鼻，便大膽一嘗，鮮美無比。

「解」制服了「蟲」，漢字「蟹」（夾人蟲）由此而來。同時夾人蟲也成為百姓的美食。

第一位敢於吃螃蟹的人是巴解。蟹可以吃，同樣癌症可以制服和控制，不用害怕，不必恐懼。腫瘤專科是現時的巴解們，是癌症病人有力的支柱。

1）隨著癌症橫行，醫院的腫瘤科以及腫瘤專業醫院大大發展，實際上已經成為與內科、外科、婦產科和兒科一樣的「普科」，而且按治療手段細分：

　　＊腫瘤內科：包括化療、靶向治療在內的藥物治療；

　　＊腫瘤外科：以手術和有創治療為主；

　　＊腫瘤放療科：放射治療等。

2）相關專科根據新技術和腫瘤部位再作細分，如腫瘤外科裏的乳腺外科、頭頸外科、胸外科、胰腺外科，如腫瘤婦科等。

3）以單一常見多發的腫瘤為中心，綜合各專科優勢進行預防、診斷和治療，如乳腺癌診療中心、肝癌科、胰腺癌診療中心、淋巴瘤診療中心等。此類腫瘤綜合性專科，臨床實用價值最大，要善加使用。

敢於吃螃蟹，善於制服癌症，不必硬打死拼。下面從人體發生癌變的特點和癌症行兇的套路，解讀應對癌症的功略，在制癌時機、控癌目標、抗癌方式三個方位說說控癌之道。

4. 蟹長得慢→越早越好的控癌時機

癌這個「蟹」其實長得很慢，本質上是慢性病。導致癌變的多種因素必須有時間上的較長積累，一般分為三個階段。

1）**癌前階段**：只是分子層面發生變化，尚未形成腫塊。癌前變化到癌腫塊形成需要經過多年，甚至 20 ～ 30 年。這個階段可以逆轉，可以避免，屬最佳預防期。

2）**癌症早期**：細胞開始癌變，但在早期。癌細胞一旦出現，即無限制生長。20 次倍增，有 100 萬個細胞，腫瘤僅有針頭大小；30 次倍增，有 10 億個細胞，癌症腫塊直徑達到 0.5 ～ 1cm，可以被現代靈敏的檢查發現，也可能有部分細微症狀。這個階段快則以月計（快速生長腫瘤），慢則以年計（較慢生長腫瘤），屬於較佳治療時期，大部分可以治癒。

3）癌症晚期：晚期與早期不是腫瘤大小的差別，而是分子基因上不同。

　　＊ 晚期癌細胞不斷倍增，以可怕的幾何級數的加速度生長。

　　＊ 晚期癌細胞嚴重打擊人體的免疫系統。

　　＊ 晚期癌細胞容易轉移，通過三種方式：原發部位向深處侵潤，由區域性淋巴系統，和隨血液轉移遠處器官。癌症轉移後危險性更大大增加。

　　癌症不是突然發生的，而是突然發現的。三個時間節點來看，越早機會越多，越早效果越好。儘早預防，儘早發現，儘早應對，制服和控制癌症，才有勝算。有關資料顯示，癌症臨床早期的平均治癒率在 80% 以上：其中早期宮頸癌或肺癌的治癒率幾乎為 100%；早期乳腺癌及直腸癌的治癒率為 90%；早期胃癌的治癒率為 85%；早期肝癌的治癒率為 70%。

🌱 5. 蟹有邪道→人癌共存的控癌目標

　　體內有多套奇妙機制來監督細胞癌變，清除「腐敗份子」。惡變後的癌細胞之所以橫行霸道，因為有無限增殖、分化障礙和容易轉移三大歪門邪道。使得癌細胞用「障眼法」躲過體內免疫防暴警察，而隱藏下來。

　　蟹雖然可惡，但沒有根絕，可以煮熟了吃。怎樣與癌相處，如何應對癌症？在看病時設立恰如其分的控癌目標，十分重要，有三個思路，供參考。

　　①全殺滅癌細胞有困難

　　1）癌細胞仍是人體細胞，只是變壞了：癌細胞原來就是人體內的細胞，只是「腐敗」成敵。攻擊癌細胞的藥物往往是殺敵一千，自損八百，甚至殺敵一百，自損一千。臨床上屢屢發生的過度治療，不得不讓人投鼠忌器。使得醫生只能在治好癌症和維持生命之間不斷權衡，甚至妥協。

　　2）癌症現多樣性，人體有差異性：每種癌症裏突變基因數目不止一個，千差萬別，如肺癌平均每人突變數目接近 5,000 個。如此多變量隨機組合，導致每個病人都有很多不同。個體差異使得控癌時會百密一疏。

　　3）癌細胞突變，易產生抗藥性：針對抗癌藥物，癌細胞不斷變化，想方設法躲避藥物的作用。為抗癌治療的原因之一。

　　②癌症多屬慢性病

　　除了少數進展兇險的癌症外，大多數癌症有一個較長的潛伏期，在短時

間內不會發作，從發作到發展還有一個較長的過程。而且只要早期發現，早期治療，癌症患者也並不會迅速走向死亡。有鑒於此，世界衛生組織把原來作為「不治之症」的癌重新定義為可治可控，甚至可癒的慢性病。

把癌症與死亡畫上了等號，比癌症本身更可怕。以至於不少癌症患者並不是因病而死，而是因癌愁死，被癌嚇死！

作為慢性病，把癌症與高血壓、糖尿病做點比較：終身患病機率癌症24%，高血壓 32%，糖尿病：40%；死亡率三者相近。即便是轉移性腫瘤，把它當成慢性病的併發症，通過合理有效的治療，積極加以控制發展，提高生命品質。有的癌症晚期位於重要臟器並嚴重損害功能，如同應對慢性病晚期一樣，坦然、平靜而又不失尊嚴地過好生命最後的時刻。

③應對持之以恆不宜急追猛打

既然癌症是慢性病，那麼應對慢性病的策略（見「8-03 優質覆診控慢病」）原則上可以用於癌症。把抗癌治癌目標放在與癌共存，基於四方面認識：

1）全部殺滅癌細胞的可能微小，管控好癌細胞才是合理選擇；

2）內環境變化是癌症的重要原因，生命力的強弱是癌症發生的按鈕，在控癌時立足於提升機體免疫力，至少必須避免去傷害，癌症治療中不必以重創自身去追求「殺光癌細胞」的目標；

3）癌症可能是衰老過程中難以避免的一條必經之路，可能無法避免；

4）在強大的生命力和恰到好處的合理治療面前，癌細胞可能改邪歸正不再作惡，或可能休息睡眠暫時收斂，癌症處於平靜。

有鑒於此，除一些很早發現的癌症，及時精準處理（如手術）之外，在應對癌症和維持生命之間必須作出權衡：以控制為目標，不一定需要進行「你死我活」的「決一死戰」。有時作些妥協和讓步，是以退為進，為了保護生命。筆者的師長湯釗猷院士有一句名言：有時不治療是最好的治療。

不管是不是癌症病人，不管你願不願意，無論你知不知道，實際上癌前變化或有些癌細胞一直與我們共存。我們把抗癌的目標定為控制癌症，人癌共存，是指通過努力的預防、早期的發現和合理的治療，讓癌細胞與我們和平共處。

④帶癌生存的有利條件

與癌共存在下列有利條件下，成功的可能大：

1）腫瘤惡性程度相對較小，如甲狀腺癌、前列腺癌、睪丸癌、乳腺癌、宮頸癌、子宮體癌、卵巢癌、骨髓瘤、有些白細病、霍奇金淋巴瘤、膀胱癌、腎癌、皮膚癌、黑色素瘤、喉癌、腦膠質瘤等；

2）腫瘤生長位置危險性小，對重要臟器的影響小；

3）機體免疫系統沒有明顯的缺損；

4）病人的心緒良好，生死坦然，不談癌色變。

⑤**帶癌生存的最低目標**

控癌目的當然是治癒，即腫瘤縮小或消失。帶癌生存可為最低目標：

1）腫瘤體積沒有變化，或不變大；

2）腫瘤不處於活躍狀態，不對重要臟器有威脅；

3）腫瘤沒有，或者不繼續轉移。

⑥**不能投降**

與癌共存，不是任癌橫行，更不是向癌投降，我們仍然要有所作為：

1）在沒有生癌的時侯要懂得避免各種外來危險因素，提升自身的生命力，通過預防不給癌細胞有孕育的土壤和成長的機會；

2）在已經確診為癌症時，要有與癌症周旋的長期計劃，甚至終身準備；

3）兼顧阻抑癌細胞發展、延長生存期和改善生活品質；

4）癌症即便發展，只要生命尚存，只要生命力還頑強，你仍有與癌症再「玩」下去的本錢；

5）如果已屆晚期，力求穩定，對症治療，減少痛苦，維持生活品質，有滋有味地帶癌生存，不也是控癌的成功嗎？

🌱 6. 蟹腳很多→多管齊下的控癌方法

蟹腳很多，指癌變發生的原因很多元，如原癌基因啟動、抑癌基因失活，如繁多的外環境致癌因素（物理、化學和生物因數）長期作用，如遺傳性腫瘤易感因素，甚至如細胞在分裂中隨機突變等。在每個人身上又有不同表現。

癌症發生涉及如此多元因素、如此多樣機理，提示我們，眾多癌變發生的外因和內因，必須採用多管齊下的抗癌方式，才能阻斷正常細胞變成癌細胞。捆住蟹眾多的腳和和鉗，束縛蟹的自由活動，癌變才難成氣候。

看病之路：走上醫療的優質通道

　　腫瘤的治療已經進入了綜合治療（multimodality therapy）的時代，臨床實踐證明現階段採用任何單一的治療方法都常難以取得最佳的效果。因此，除一些早期腫瘤和個別特殊類型的腫瘤以外，絕大多數腫瘤的治療原則是綜合治療。上面介紹的某腫瘤診療中心便是這一理念的實際應用。

　　除以往抗癌的常規三板斧（手術、化療、放療）外，控癌多管齊下從改造殘留癌，改良癌症所在微環境，以及改良人體整體免疫力三個方位發力。方法上也各顯特色，如靶向、生物、免疫、介入、消融、熱療、光動力、質子刀等。

　　腫瘤的綜合治療不是簡單的多，並非多種治療方法的簡單組合。還有一個準，即精準，個體化精準治療。根據機體情況、腫瘤類型、侵犯範圍（病期）和發展趨勢，有計劃、有步驟、有順序地進行治療。只有這樣才能較大幅度地提高腫瘤治癒率，延長生存期，提高生活品質。

8-06 傳染專科禦外病
——病毒最毒

☆病原體是可能導致傳染病的微生物的總稱，包括細菌、病毒、立克次氏體、真菌等。其中病毒善變，殺人最為兇殘。傳染病為人類最大外敵，歷史上導致全球死亡的人數遠超過戰爭總和。拿破崙率軍東征俄國卻大敗，是輸給斑疹傷寒！傳染專科為一個專業性很強的特殊科室，必須從傳播的三大環節應對傳染病。本冊出版之前，新型冠狀病毒向人類發起猖狂進攻，本課增加冠狀病毒的內容，其感染將在下課再敘。

🌱 1. 傳染疾病：人類最大外敵

病原體（pathogens）是可能造成人或動植物感染疾病的幾百種微生物的總稱，其隊伍十分龐大，包括細菌（bacteria）、病毒（virus）、立克次氏體、真菌，還有寄生蟲（原蟲、蠕蟲）等。病原體有大（條蟲成蟲長達 10 米多），有小（大腸桿菌只有 2～3 微米），還有更微（病毒僅幾十到數百納米）。

病原體天生就是一群寄生蟲，在宿主（寄生的人體或動物）身上進行生長繁殖，釋放毒物，導致疾病，此過程稱為感染（infection），這類疾病稱為感染性疾病（infectious disease），因為能在人與人、動物與動物或人與動物之間相互傳播，有傳染性和流行性，又稱作傳染病或流行病（epidemic）。

西元後開始的記載表明，傳染病肆瘧全球人類造成大量死亡。據統計人類歷史上死於傳染病的人數超過 1 億，遠比死於全部戰爭的總和還要多。

1812 年拿破崙率大軍東征俄羅斯，一路凱歌佔領莫斯科，最終法軍卻大敗而歸。歷史記載，兵敗主因為寒冷、饑餓等。本世紀初對於發現的當年法軍屍體作 DNA 分析後揭露一個大秘密：法軍在征途中受到蝨子傳播的斑疹傷寒的連續侵襲，60 萬大軍僅存下 3 萬人活著回到法國。不可一世的拿破崙及其大軍居然完輸給小蝨子和更小的立克次氏體！

統計近一百年來對人類最為致命的五種可怕疾病，排名先後：流感，急性呼吸道綜合症（SARS）、愛滋病（AIDS）、瘧疾和結核病。全都是傳染病！

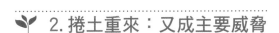

2. 捲土重來：又成主要威脅

人類作出巨大努力之後，創造了防治傳染病的巨大成績，早在幾十年前開始出現一種過於樂觀的預估：傳染病為重點的第一次衛生革命基本完成，此後與疾病鬥爭應轉向以心腦血管疾病、腫瘤及退行性病變為重點的第二次革命。

30 多年前筆者曾經在美國臨床醫學實驗室，發現有的美國研究人員不重視無菌操作規定，對於疾病傳染掉以輕心。

預估失誤了，不幸，近年來不少傳染病捲土重來，包括那些早已消聲絕跡的病。年復一年越來越嚴重，對人類構成了迫在眉睫的實實在在的威脅。

屠呦呦發現可以有效殺滅瘧原蟲的中藥，榮獲諾貝爾醫學獎。但是瘧疾仍繼續肆瘧。近期傳染病發病仍然居高不下，有四個原因。

1）受控制的老傳染病東山再起：因為缺乏疫苗接種（部分發展中國家）或不信任疫苗接種（部分发达国家），還有衛生環境低下、防治措施不到位等。

2）不斷發現新發傳染病：新確認的病原體全球近半世紀多達 50 餘種。

3）人類惡性爭鬥的結果：生物恐怖性襲擊以及人為研製的病原體播散活動沒有絕跡。

4）病原體挑戰人類花招百出：特別病毒，詭計多端，成危險殺手之首。

3. 病毒善變：殺人最為兇殘

1）危險寄生：病毒是最微小、結構最簡單的一類微生物，非細胞型，只是外面一層蛋白質，內裏為遺傳物質。侵入宿主細胞內，借用宿主細胞的複製系統，卻按照病毒自己基因的指令，複製新的病毒進行繁殖。

2）常常突變：病毒的 RNA 發生變化的可能性超過 DNA，增殖時常常自動發生突變。這種變異過程可通過外界強烈因素的刺激而加快。

3）種類繁多：因為變異，新型病毒層出不窮，發現有將近幾十萬種不同的病毒可能對人體有害。如此天量，對病毒及其應對的研究帶來極大困難。

4）很難制服：病毒如在人體內發生變異，人體原來抗該病毒的特異性

抗體的作用就減弱甚至失效。病毒外部是蛋白質，抗生素對它無效。至今仍然難有殺滅病毒的有效藥物。

5）善於隱藏：病毒可以長期存在人體中造成慢性持續性病變，如乙肝病毒。或者暫時在體內隱藏，當人體免疫力降低時，重新繁殖而致病，例如單純皰疹病毒。有些病毒的核酸能整合到宿主的基因組中，從而誘發潛伏性感染。

🌱 4.冠狀病毒：頻繁進攻人類

①冠狀病毒家族

1965 年分離出第一株人的冠狀病毒。在電子顯微鏡下觀察到病毒外膜上有顆粒突起，看似歐洲帝王之皇冠，故命名為冠狀病毒（coronavirus）。

冠狀病毒粒子呈不規則形狀，直徑約 60～140nm（納米），具外套膜，為正鏈單股的 RNA 病毒，由蛋白質外殼和 RNA 組成。

冠狀病毒是一個無處不在的大型家族，為人類和動物發生感染的病原體，已發現感染人的冠狀病毒有 6 種。平時它只是普通感冒的主要病原體之一，通過飛沫和直接接觸而傳播。感染後可產生一定免疫力，但隨著時間的推移逐漸減弱。感染後病情不重，再感染也很普遍，原本不為人們重視。

② SARS

2002 年底廣東等地發生以急性進展性呼吸系統疾病為表現的病毒感染，截至 2003 年 7 月世界範圍內暴發結束，全球共報導 8,069 例病例，其中 774 例死亡，病死率為 9.6%。WHO 將該病命名為「嚴重（或重症）急性呼吸綜合症」(severe acute respiratory syndrome, SARS)。在 SARS 患者的樣本中檢出了一種變種的冠狀病毒。

③ MERS 病毒感染

2012 年至 2015 年，始於沙烏地阿拉伯遍及 24 個國家報導另外一種變種冠狀病毒感染病例共 1,139 例，其中 431 例死亡，病死率 37.8%。該病被 WHO 命名為中東呼吸綜合症（middle east respiratory syndrome，MERS）。

④冠狀病毒的宿主

冠狀病毒常寄宿在蝙蝠等野生動物體內，只在極少狀況下才發生變異傳播給人類，也可通過人傳播人。研究發現：SARS 病毒可能源於菊頭蝠，

經果子狸傳給人；MERS 也可能源自蝙蝠，先傳給單峰駱駝，再由駱駝傳給人類。

5. 輕重分類：不同防控措施

中國內地法定傳染病共計有 39 種，根據它們對人的危害重、輕，分為甲、乙、丙三類，並有不同的防控措施。下錄相關資料，以供參考。

1）**甲類傳染病**：共 2 種為鼠疫、霍亂。

為強制管理的傳染病，發生後即報告疫情的時限，對病人、病原攜帶者的隔離、治療方式以及對疫點、疫區的處理等，必須強制執行。

2）**乙類傳染病**：共 26 種為傳染性非典型肺炎、愛滋病、病毒性肝炎、脊髓灰質炎、人感染高致病性禽流感、麻疹、流行性出血熱、狂犬病、流行性乙型腦炎、登革熱、炭疽、細菌性和阿米巴性痢疾、肺結核、傷寒和副傷寒、流行性腦脊髓膜炎、百日咳、白喉、新生兒破傷風、猩紅熱、布魯氏菌病、淋病、梅毒、鉤端螺旋體病、血吸蟲病、瘧疾、人感染 H7N9 禽流感。

為嚴格管理的傳染病，要嚴格按照有關規定和防治方案進行預防和控制。

3）**丙類傳染病**：共 11 種為流行性感冒、流行性腮腺炎、風疹、急性出血性結膜炎、痲瘋病、流行性和地方性斑疹傷寒、黑熱病、包蟲病、絲蟲病，除霍亂、細菌性和阿米巴性痢疾、傷寒和副傷寒以外的感染性腹瀉病、手足口病。

為監測管理的傳染病，按規定的監測管理方法進行管理。

6. 三個惡圈：進攻人類路線

病原體傳播必備三個重要環節，也是傳染病進攻人體的共同路線。

1）**傳染源**：體內有病原體生存、繁殖，並能排出病原體的人和動物，包括受感染的病人、病原攜帶者和受感染的動物。病原攜帶者指沒有任何臨床症狀而能排出病原體的人，包括潛伏期病原攜帶者、恢復期病原攜帶者以及健康人病原攜帶者（沒有生病）。

2）**傳播途徑**：病原體從傳染源排出，通過一定方式再侵入並傳染其他易

感者所經過的途徑。分為水平傳播（在人→人和動物→人之間通過多種途徑和介質傳播）和垂直傳播（從母體胎盤或產道→胎兒傳播）。

3）**易感人群**：對該種傳染病的病原體缺乏特異性免疫力，容易受感染的那些人。人群作為一個整體對傳染病的易感程度，稱為人群易感性。如果人群易感性高，就為傳染病爆發或流行準備了條件。

7. 傳染專科：抗擊外敵策略

從傳染病進攻的路線入手，以子之矛攻子之盾，人類使一些經典的傳染病逐漸減少或得以控制。如 1978 年肆瘧全球幾千年的天花被完全消滅了。如麻疹、白喉、百日咳、脊髓灰質炎等發病率明顯下降。

醫院中的傳染病科或感染病科是一個專業性很強的特殊科室，為處理病患方便，不少城市都有專門的傳染病醫院。還有的地方為多發的傳染病建立專科醫院，如肝炎醫院、結核病醫院、麻瘋病醫院等。必須明白，如果有傳染病或感染性疾病的病症，首先還是去非專科的普科或醫院的感染病專科就診，在明確專類的傳染病，而且傳染性比較大的狀況下，會轉院去專門的傳染病醫院隔離治療。

傳染病科或感染病科不僅僅診斷和治療，必須從三大環節應對傳染病的猖狂進攻。當然其中大量工作需要病人和家人的參與和配合。

①控制傳染源

1）**控制傳染病病人**：
* 早發現：早期傳染性最強，越早發現，就越能迅速採取有效措施；
* 早診斷：及時診斷使病人得到早隔離、早治療；
* 早報告：儘早報告才能採取緊急措施；
* 早隔離：儘早隔離傳染病病人是防止疫情擴大的有效方法，隔離期限應據傳染病的最長潛伏期實施；
* 早治療：早期治療不僅可減少傳染源、防止進一步傳播，還可以防止病人轉變為病原攜帶者。

2）**控制傳染病的疑似病人**：在及時報告後和密切觀察後，儘早明確診斷。

3）**控制傳染病接觸者和病原體攜帶者**：自己沒有病症，卻會傳播他人，更要引起高度重視。接觸者是曾經接觸傳染源並有可能受感染的人。接觸者必須接受檢疫，依據最後接觸日和該病最長潛伏期計算期限。檢疫內容包括留驗、醫學觀察、應急預防接種和藥物預防等。

　　4）**控制可能的動物傳染源**：對動物性傳染源原則上採取消滅辦法。對有經濟價值且對人類危害不大的動物傳染源，必須採取隔離治療。

　　②切斷傳播途徑

　　瞭解病原體從傳染源轉移到易感宿主的全過程，採取有效措施予以阻斷。最常用的是消毒。依據不同的傳播途徑和傳播介質，採取不同的防疫措施。

　　1) **呼吸道途徑**：空氣、飛沫、皮屑或塵埃（如流感病毒）傳播，要消毒空氣、通風、戴口罩。少去公共場所等。

　　2) **消化道途徑**：糞便、污染的水或食品（如甲肝病毒）傳播，要應對糞便、垃圾、污水等進行處理，飲水消毒，飯前便後洗手，養成良好衛生習慣。

　　3) **黏膜途徑**：眼或泌尿生殖道直接接觸（如沙眼衣原體、愛滋病毒）傳播，不共用毛巾，性交要防護等。

　　4) **皮膚途徑**：破損皮膚、昆蟲叮咬（如瘧疾、狂犬病毒）傳播，殺蟲，要防蚊、犬咬等。

　　5) **胎盤、子宮、分娩產道、哺乳途徑**：如乙肝病毒傳播。

　　6) **醫療途徑**：污染的血或血製品輸入、器官移植、污染注射器，導致愛滋病毒傳播。

　　③保護易感人群

　　1）在傳染病流行期，注意保護自己，不與傳染源接觸。

　　2）平時積極參加體育鍛煉，增強體質，可以增加抗病能力。

　　3）養成良好的衛生習慣，注意飲食衛生。

　　4）接種疫苗是預防和控制病毒感染最有效公共衛生干預措施。通過預防接種疫苗來獲得針對這種傳染病的免疫力。嬰幼兒期按規定預防接種十分重要。

　　5）特殊情況下可注射抗毒素、含抗體血清及人體免疫球蛋白。

8-07 自力合力戰瘟疫 ——新冠病毒

☆病毒最毒！最近一場多方合力抗擊新型冠狀病毒的戰鬥，從湖北武漢開始，廣及中國內地、港澳台和全球。筆者參與並關注其中部分工作，在此與讀者分享對於 2019 冠狀病毒病的重新認識、最近發展、自我應對、防控攻略、主要隱患和疫情預估。文中以病症—病徵—病證的自我識辨和採集為例，讓讀者弄清新型冠狀病毒患者和疑似者的識病、看病之路。

🌱 1. 新型冠狀病毒：舊瓶又裝新酒

①新型冠狀病毒

2019 年 12 月武漢發現了再次變種的新型冠狀病毒，屬於冠狀病毒 β 屬，在感染人的冠狀病毒兄弟中排行老七。其感染簡稱新冠肺炎（NCP）。

2020 年 2 月 11 日世界衛生組織（WHO）將新型冠狀病毒引發的疾病正式命名為：2019 冠狀病毒病，英文縮寫 COVID-19（Corona Virus Disease 2019）。

新型冠狀病毒與其他六種冠狀病毒基因組序列極為相似，同源性分析相似性達到 79.5%，與蝙蝠 SARS 樣冠狀病毒同源性達 85% 以上。

② 2019 冠狀病毒病（COVID-19）

在短短時間中，醫學家和科學家們已經分離和培養出新型冠狀病毒，弄清了病毒基因序列，也大致弄清了傳播的三大環節。

1）傳染源：指體內有病原體生存、繁殖的宿主，包括動物和人。傳染源頭主要為武漢華南海鮮市場的野生動物。可能源自蝙蝠，可能通過穿山甲等中間宿主，傳播給人。目前傳染源主要為新型冠狀病毒感染者。

2）傳播途徑：指病原體從傳染源排出，通過一定方式再侵入並傳染其他易感者所經過的途徑。目前主要是人傳人，感染者傳播給健康人群。主要通過飛沫和直接接觸傳播，可能還有氣溶膠傳播、母——嬰垂直傳播、糞——口傳播和眼結膜傳播，待進一步確認。

3）**易感人群**：指對該種傳染病的病原體缺乏特異性免疫力的人。各年齡段的人都可被感染，成年人為多，男性多於女性，兒童感染率較低，老年人和體弱多病者容易感染。還沒有證據表明家畜貓狗等寵物可被感染。

2. 新病毒新感染：應對艱辛曲折

本冊《2-04 醫療的局限》從三特性解釋了醫學、醫療的局限和無奈。

1）**科學性**：新事物的認識從未知到已知，總會經歷發現——論證、肯定——否定、推翻——重來，探索 - 再探索這樣上上下下漫長進程，對一種新疾病的特性和應對，需要臨床上積累和觀察越來越多的病例，才能獲取相對正確的認識；

2）**實驗性**：新的發現、新的方法、新的推斷、新的評估，都是通過實驗提供的一種比例較高的可能，並非絕對的正確，必然有偶然和例外；

3）**多變性**：人體、自然、病原體、藥物、檢測等變數眾多，如此多因素交集導致的複雜，使得有效性常打折扣，也難達到百分之百的完美。

用醫學三特性看待這次對新型病毒的認識和對新型感染的應對，不僅懂得了抗擊 COVID-19 二個月來遭遇種種難題，也理解了破解難題的艱辛曲折。

科學告訴我們：認識未知病毒和應對未知感染需要較長時間探索，才有從不知到知的與時俱進，不能急於求成。科學也要求我們：不做事後諸葛亮。

🌱 3. 病情最新進展：三壞 VS 三好

① COVID-19 比較 SARS

	潛伏期	臨床主要表現	症狀輕重	無症狀者	發生病例	病死率
SARS	2～14 天常見 3～5 天	發熱、咳嗽、頭痛；氣急並加重	重症者較多	有	全球 8,069	9.6%
COVID-19	≤14 天常見 3～7 天	發熱、乾咳、乏力；消化道症狀、氣急並加重	重症者較少	有	全球 78,763	2.9%

到 2020 年 2 月 23 日為止的病例資料顯示，COVID-19 比 SARS 傳播性強，致病性弱，輕症明顯多於重症，一些輕症沒有肺炎表現。

② COVID-19 病情進展的三個壞消息

1）傳播可能較快：新型冠狀病毒倍增週期（6～7 天）比 SARS（9 天左右）短一些，其傳代間隔時間也相對較短，顯示其傳播較快。

2）病例可能較多：2002 年 12 月至 2003 年 7 月共八個月 SARS 全球病例 8 千多，而 2019 年 12 月至 2020 年 2 月 10 日不到三個月 COVID-19 確診病例已近 8 萬。顯示病毒傳播多而廣。

3）隱藏可能較深：下列四種感染者隱藏於大量健康人群，卻可傳播。

潛伏期中的感染者：多在一周內，少數較長；

無症狀的感染者：雖然很少，但已出現；

症狀輕的感染者：較多，如不去就診，容易漏診；

沒有去過武漢或找不到接觸史：已有少量發現。

③ COVID-19 病情進展的三個好消息

1）致病能力可望較低：有人稱新型冠狀病毒比較「溫柔」，是因為該病毒感染的輕症比例高，重症只有二成多些，死亡率也低（2% 多）。當今深切治療（ICU）病房和生命支持治療的設備和技術大幅提高，搶救危重症的成效明顯提升。

2）非常手段果斷強大：隔離、「封城」、篩選⋯⋯實施一系列非常規手段果斷堅定，快刀斬亂麻，其力度、強度和廣度史無前例。

3）科技能力今非昔比：40 多年改革開放和 SARS 發生 17 年以來，內地醫學科學技術力量今非昔比，又基於強大製造業和全球開放合作。疫情開始後，很快提取新病毒、病毒基因序列解讀、靈長類動物模型建立、完成患者屍體解剖、藥物篩選和預防疫苗多方研發⋯⋯。

🌱 4. 自力預防攻略：防患始於未然

應對新病毒新感染的諸多不確定性，立足於防，立足於早，立足於自力自助，最為首要！有關自我預防 COVID-19，報導很多。基本上同當年 SARS 時預防措施相仿。這裏不多復述，強調五個做到，老人和慢性病人請加倍注意。

1）減少外行：避免團隊旅遊、公共交通、公眾娛樂場所、人群集中地區、辦公室人員儘量分散工作，減少開會，鼓勵家中辦公。

2）避免接觸：儘量避免前往售賣活體動物（禽類、海產品、野生動物等）的市場；避免去武漢，減少與武漢來的朋友密切接觸；避免與陌生人近距接觸和體膚直接接觸；避免集體進餐和聚會；避免直接觸摸公共垃圾箱。

3）保護呼吸：外出必戴口罩；咳嗽、噴嚏時用紙捂口鼻，不隨處吐痰；口鼻分泌物用紙巾包好，棄置於有蓋垃圾箱內；別人咳嗽、噴嚏時儘快避開。

4）手的衛生：從公共場所返回後、在咳嗽手捂之後、飯前便後，都必須用洗手液或香皂仔細洗手，或者使用含酒精成分的消毒洗手液；在不確定手是否清潔時，避免用手觸摸自己臉、鼻、眼、口；

5）居家保護：回家時處理好用過的口罩，集中放置好外衣外套；確定仔細洗手之後，才能洗臉、洗鼻、漱口；家中堅持常開窗通風；把手、按鈕等經常觸摸之處使用消毒劑消毒；家庭成員不共用毛巾，保持家居、餐具清潔。

🌱 5. 自我應對攻略：病症病徵病證

本冊提出了自我識辨病症和病徵以及瞭解理解病證（化驗和檢查）。病症—病徵—病證的識病之術對於新冠病毒感染的應對有實實在在的價值，也能讓感染者和疑似者認清識病——看病之路。

①自辨病症——COVID-19 早期的預警

COVID-19 的發病與其他急性疾病一樣大致三步表現。

1）有潛伏期：多數 7 天以下，少數 7～14 天以下，極少更長，此時沒有症狀；

2）始發症狀輕微：常與普通感冒相似，低熱、乾咳、乏力、腹瀉等；必須指出，多數為輕型，只出現較輕症狀，甚至無肺炎症狀；

3）少數可能轉為重症：主要為呼吸窘迫綜合症（氣急加重）和免疫反應失控而造成的「細胞因子風暴」（突然發生的多臟器損害）。

很明顯，出現症狀多為一般症狀，無法分清出自某個系統，對自辨病症帶來難度。結合本冊「Part 4 醫學之術」，注意三個早期預警：

1）發熱：為最重要的篩選指針，但也有少數病人沒有發熱；

2）咳嗽、氣急並加重：多有明顯的呼吸系統特殊症狀；

3）乏力、腹瀉：很少數人開始只有乏力、腹瀉，容易疏忽。

②自查病徵——COVID-19 發生的表徵

發病時主要的自查體徵為發熱。有沒有發熱？怎樣判定？要懂得和學會體溫的常規測量、生理波動和評估方法。

請參考本冊《5-02 五大生命體徵》中體溫的自查和互查。

③自讀病證——COVID-19 確診的證據

1）流行病史：14 天內去過武漢等傳播地和／或接觸過武漢等傳播地的病人或疑似病人。

2）參考價值檢查：血常規中白血球正常或略降低，淋巴細胞降低；C反應蛋白多升高；肝酶和肌酶升高；或 CT 影像有特徵改變。

3）確診意義檢查：血液、呼吸道標本檢測新型冠狀病毒核酸陽性；或病毒基因測序與新型冠狀病毒相同。

④判定疑似病例

有上述病症和病徵，且在病證中有「參考價值檢查」這項。即便沒有明

確流行病學史，也可判為疑似病例。

⑤判定確診病例

疑似病例中在「確診意義檢查」二項中發現一項即可確診。

🌱 6. 合力防控攻略：動用非常手段

①無奈之舉

疾病防治使用醫療手段，傳染病常規治療手段是用藥物殺滅病原體。但是對於有的流行的烈性傳染病，因為不清楚病源、傳播途徑或沒有特效藥物，有時不得不採用醫藥之外的非常規手段。

非常手段的核心是隔離感染者、疑似者和接觸者，最大限度控制傳染源和切斷傳播途徑。其難度和強度不言而喻。實施好壞決定成效。

清代天花流行，12 位皇帝中順治、同治死於天花，康熙和咸豐患天花搶回性命，留下麻臉。當時諭旨規定：凡民間出痘者立即遷城外 40 里隔離。皇宮內有人出現症狀，也須隔離在指定房間，不准與人接觸。一定程度減輕了天花流行。同期天花流行西歐和美洲，導致上億人病死，甚至亡國滅族。

②史無前例

不許出城，切斷交通，減少外出，不要聚集，推遲上班開學，叫停組團旅遊，外出必戴口罩，設關醫學檢查，清查傳播路徑，疑感者醫學隔離，接觸者家中自我隔離，感染者逃逸並危及他人者法律懲處⋯⋯。

一系列所謂「封城」的措施史無前例。政府顯示了強大的應急治理能力，不惜付出巨大的經濟代價。人民顯示「我為人人，人人為我」的大局精神，選擇了以目前暫時犧牲個人「自由」來換取長久的平安和康健。

🌱 7. 疫情謹慎預估：有隱患看轉折

①五大可能隱患

即便採取強大的非常手段，傳染源的控制和傳播途徑的切斷目前還有令人擔憂的五大潛在隱患，是疫情未來發展路上可能引爆的炸彈。

1）其他傳染源頭？有研究認為新型冠狀病毒的源頭不單單在武漢的華南海鮮市場。如果真有其他傳染源頭，病毒傳播就會更嚴重，初期病毒的毒

性會更強，感染者會更多，死亡率也會更高。

2）**隱藏感染者？**四類感染者（潛伏期、無症狀、輕症、不明接觸史）隱藏在大量健康人群中，不易發現，可能漏診，卻可以傳播。還有前段時間無法入院而在家隔離治療的輕症病人，也可能導致新的傳播。更要警惕超級傳播者出現，避免聚集性傳播。

3）**糞——口傳播？**在少數病人糞便中最近發現病毒核酸陽性，並分離出病毒。假如糞——口、氣溶膠成為新的傳播途徑，將為防控帶來更多困難。

4）**病毒變異？**新型冠狀病毒是單鏈 RNA 病毒，其遺傳物質為所有 RNA 病毒中最大的。冠狀病毒 RNA 的重組率也較高。新型冠狀病毒比流感病毒變異可能小，至今還未發現該病毒變異。但變異的危險依然存在。

5）**檢測漏診？**確診病例目前常規使用咽拭、鼻拭或咽鼻拭採集上呼吸道標本來檢測病毒核酸，但陽性率較低。新型冠狀病毒主要入侵下呼吸道，取氣管和肺內樣本陽性率高，但取樣不易。另外，發病之初病毒核酸檢測的陽性率低。多因素造成病毒核酸檢測敏感性低，假陰性高。見本冊《6-01 自讀化驗報告》。感染者漏診、遲診會直接影響早發現、早隔離。

②三個可能轉折

疫情轉捩點指該時間節點新的確診和疑似病例都有比較明顯降低，即疫情有轉緩趨向。下列三時段分別出現重要變數之後，可以觀察傳染源有沒有受控制，傳播途徑有沒有被切斷。

轉折可能時段	重要變數	對疫情可能影響
3 月上旬	湖北外：節後大批人流返城後 湖北：前期積壓待查者被確定是否感染後	前一月早發現和早隔離的成效顯現
4 月上旬	多代感染者出現後	傳播性和致病性可望慢慢降低
5 月上旬	春暖溫升後，五大隱患排解後	不利於病毒生存和傳播

本書交印之時（２月下旬），內地各省的確診和疑似病例顯現連續下降（特別在湖北外），可能預示第一個轉折將到來。仍要清醒看到抗擊新型冠狀病毒的潛在隱患和疫情的不確定性。疫情中心地武漢和湖北困難更大一點，可能的轉折會比內地其他省市稍晚。

③全球命運共同體

奮戰前線一位醫生朋友説得好：「我們正在全力守住防線，絕不後退，為武漢，為中國，也為全球！」海外有專家分析，如果沒有近期強力措施，境外病例不只是二、三位數，而是數千上萬。這並非危言聳聽！

在任何瘟疫面前地球沒有界線和國境。病毒發生變異和傳播，人類難咎其責。抗擊新型冠狀病毒中人類和各國科學家只有同心合力，共克艱難，因為我們是同一戰線的戰友，因為我們是命運共同體！

讀後提要

💜 找對醫院看對病，三個因素需考量：患者特定病況和可能出現的需要；有關醫院、專業、專家的特定專業能力；服務品質和財務能力。

💜 如病症的專業性局限且明顯，選醫院時可直接落實到某特定專科。但有時自己難以判辨，只能先普科，後專科。多學科會診是疑難初診的最佳選擇，一定要善加使用。

💜 常見多發病中大多為慢性病，還包括腫瘤、老年病和部分傳染病，是發病率、死亡率都最高的一大組疾病。慢病有一套隱毒的進攻招式。堅持不懈優質覆診，針對慢性病特點，兵來將擋。

💜 看急診的病人緩急不一。出現異常生命體徵的瀕危病人和重危病人，把握寶貴的黃金時間，爭分奪秒急救才有反盤機會。意外傷害時現場及時自救他救，確是保命之道。

💜 從癌症行兇的套路，解讀控癌攻略：越早越好的時機，人癌共存的目標，以及多管齊下的方法。

💜 傳染病為人類最大外敵，歷史上導致死亡的人數遠超過戰爭總和。病毒善變，殺人最為兇殘。

💜 冠狀病毒又一次變異，成為 COVID-19，捲土重來。

💜 三大環節應對傳染病猖狂進攻：控制傳染源、切斷傳播途徑、保護易感人群。2019 冠狀病毒病發展不容樂觀，自我防護第一。疫情有潛在隱患，也期待向好轉折。

☘ 本冊結語

做自己的生命健康保衛者

在「真健康百課系列」出版物中，本冊已是第三冊。

醫和病的知識傳播有很強的專業性，易曲高和寡，大眾會敬而遠之。本系列力圖曲美和眾，嘗試淺入深出和通俗易讀。每冊先從有趣的平常健康話題淺入，後由嚴肅的生命認識深出。最終給出一個簡要的心靈提示。

第一冊《知人體真相》淺入是人體的結構、功能、週期，和身心靈融成生命共同體。深出是生命健康和人生三問。心靈提示：惜命，惜護生命。

第二冊《知益壽真相》淺入是益壽養生落實到悟靈、修心、養身。深出是生命的長度、寬度和高度。心靈提示：養命，養護生命。

第三冊《知看病真相》淺入是懂得醫學、醫療、醫生和辨識病症、病徵、病證。深出是看病路上順暢必須懂法識術。心靈提示：保命，保護生命。

惜護生命、養護生命、保護生命，三冊的心靈提示蘊有內涵：

第一、真健康不是空話一句，惜、養、保為三個環節或任務，缺一不可，惜——養——保融合成生命真健康的宏大話題和豐富內核；

第二、從平時到病時的人生週期長程中，正常健康時惜護生命，亞健康時養護生命，發病生病時保護生命，分別在不同時期、不同狀況下鋪設和展示著生命健康的康莊大道；

第三、惜——養——保三個方位，每個方位運作都由身——心——靈一脈相承，相得益彰，融成合體，從而保障了生命大樹茁壯成長；

第四、惜——養——保是引領生命的準則，也是人生前行的方向。惜命、養命、保命，主線是愛命，愛生命，愛自己，愛自己的生命。

病時保命，靈的統領同樣不缺位。保命中靈性的保護和提升至關重要。有些病症因靈性出問題，務必有的放矢。有些身和心的疾病從靈的方位進行平衡、調控和干預，效果不錯。靈在個體化精準醫療中也十分重要作用。因篇幅，本冊沒有展開。

生病和看病時，醫生當然是你保護生命的主力軍。然而，你的健康你作主，你的生命你主宰。在這次抗擊新型冠狀病毒戰鬥中，筆者欣喜地發現：

人們關注和學習新型冠狀病毒的相關知識，主動熱切，如饑似渴。病毒感染這個大病魔捲土重來，終於讓越來越多民眾痛定思痛，幡然醒悟：懂醫識病為了保命，靠自己能夠做好生命健康保衛者！

醫學生曾把幾年中要讀的書一本本堆疊起來，比人還高很多呢。作為病人或家人當然沒有必要去學習這麼多專業知識。本系列第一冊《知人體真相》曾指出：醫商是對於醫學和醫者的科學理解，對於醫療和疾病的應對思路，對於看病和抗病的正確方法。本冊精選和濃集了一些基本思路和常識組成的健商，可以為你與醫生、醫術之間接上軌，建立一條簡便通道，而在看病和保護自己生命健康中有用有效。

懂醫學，對醫學（學科）的生命意義有基本理解；懂醫療，對醫療（手段）的科學實質有清醒認識；懂醫生，對醫生（執行者）所作所為有貼近瞭解。這裏，正是對於醫的法（規律）和道（道理）粗細條的思路。

識病症，瞭解疾病的症狀（先兆）；識病征，瞭解疾病的體徵（表徵）；識病證，瞭解疾病的證據（化驗和檢查）。這裏，正是醫術的精髓所在。

看病路，知曉醫院、診所、普科、專科，乃至慢病（門診）、急病（急診）、外患（傳染病專科）、內亂（腫瘤專科）等一個個路口和關卡。這裏，正是看病就診和醫療優質的門路。

懂醫→識病→看病→優質醫療，這樣一張路線圖，大致可以畫出：

```
                    醫學（學科）
懂醫法道（規律）： 醫療（手段）        普科專科
                    醫生（執行）        初診覆症

      ↕                        →看病之路：門診急診  →優質醫療

                    症狀（先兆）        慢病急病
識病之術（醫術）： 體徵（表徵）        外患內亂
                    證據（化驗和檢查）
```

惜命、養命、保命，三冊從不同健康角度探索生命真諦，為生命健康三步曲。期待大眾讀得順、懂得了、學得會，進而記得住、用得上、做得到。

真健康靠自己，保命也靠自己。保護生命，做自己的生命健康保衛者！

知看病真相

作者
陳松鶴

編輯
嚴瓊音

美術設計
馮景蕊

出版者
萬里機構出版有限公司
香港北角英皇道499號北角工業大廈20樓
電話：2564 7511
傳真：2565 5539
電郵：info@wanlibk.com
網址：http://www.wanlibk.com
　　　http://www.facebook.com/wanlibk

發行者
香港聯合書刊物流有限公司
香港新界大埔汀麗路 36 號
中華商務印刷大廈 3 字樓
電話：2150 2100
傳真：2407 3062
電郵：info@suplogistics.com.hk

承印者
中華商務彩色印刷有限公司
香港新界大埔汀麗路 36 號

出版日期
二零二零年三月第一次印刷